王陇德总主编　　健康9元书系列

宝宝发热我不慌

主　编
王爱华　赵成松
编著者
（以姓氏拼音为序）
韩彤昕　刘小梅　齐宇洁
张永兰　朱丽平

金盾出版社

内 容 提 要

本书分4部分，分别介绍怎样正确认识宝宝发热、宝宝发热时家长应注意的问题、宝宝发热的护理及常用降温方法、与宝宝发热相关的常见疾病及临床特点。其内容通俗易懂，方法科学实用，是宝宝父母必读的书。

图书在版编目(CIP)数据

宝宝发热我不慌/王爱华，赵成松主编．-- 北京：金盾出版社，2012.5
（健康9元书系列/王陇德总主编）
ISBN 978-7-5082-7606-9

Ⅰ．①宝…　Ⅱ．①王…②赵…　Ⅲ．①小儿疾病—发热—诊疗　Ⅳ．①R720.597

中国版本图书馆CIP数据核字(2012)第081754号

金盾出版社出版、总发行
北京太平路5号(地铁万寿路站往南)
邮政编码：100036　电话：68214039　83219215
传真：68276683　网址：www.jdcbs.cn
封面印刷：北京蓝迪彩色印务有限公司
正文印刷：北京万友印刷有限公司
装订：北京万友印刷有限公司
各地新华书店经销

开本：787×930 1/32　印张：3.25　字数：59千字
2012年5月第1版第1次印刷
印数：1～80 000册　定价：9.00元

编委会

序

随着经济的发展，时代的进步，医疗卫生水平的提高，我国疾病谱发生了很大变化，预防为主的观念也在变化。过去讲预防为主，主要是预防传染病，因为传染病是当时居民的主要死亡因素。近些年来，虽然传染病得到有效控制，可是脑卒中、冠心病、高血压、糖尿病等慢性病却成为影响居民健康的主要因素。2008 年公布的“我国居民第三次死因抽样调查结果”显示，脑血管病已成为我国国民第一位的死亡原因，死亡率是欧美国家的 4～5 倍、日本的 3.5 倍，甚至高于泰国、印度等发展中国家。《中国心血管病报告 2010》显示，目前全国有高血压患者 2 亿人，成为严重威胁我国人民健康的主要疾病。然而，我国人群高血压的知晓率、治疗率和控制率仅分别为 30.2％、24.7％和 6.1％，仍处于较低水平。高血压不仅是一个独立的疾病，也是脑卒中、冠心病、肾衰竭和眼底病变的主要危险因素。高血压患者还常常伴有糖尿病等慢性疾患。

当前，造成我国国民慢性疾病上升的主要原因有：

不健康的生活方式：除了平均寿命延长以外，另一个主要原因就是长期不健康的生活方式。不健康的生活方式助长了慢性病的高发和威胁。很多人长期大鱼大肉，摄入过多的热能，加之不良的生活习惯，如过量饮酒、吸烟、身体活动不足，导致肥胖、血管硬化等。这些都是慢性疾病的主要危险因素。

健康素养水平较低：人民的健康知识并未随着生活水平的提高而增多。中国健康教育中心（卫生部新闻宣传中心）公布的我国首次居民健康素养调查结果显示，我国居民具备健康素养的总体水平为6.48％，即每100人中仅有不到7人具备健康素养。本次调查就科学健康观、传染病预防、慢性病预防、安全与急救、基本医疗5类健康问题相关素养现状进行了分析。结果表明，慢性病预防素养水平最低，仅为4.66％。

养身保健中的误区：由于健康知识的不足，人们在养生保健中的误区也十分常见，如蛋黄里含有大量的胆固醇，血脂高的人群不能吃蛋黄；水果是零食，可吃可不吃；爬山是中老年人最好的锻炼；闻鸡起舞，中老年人晨练好处多等。这些误区不仅起不到保健的作用，而且可能造成对健康的损害。

由此可见，改变人们不科学的生活方式，提高群众的健康知识水平显得尤其重要。金盾出版社邀我组织编写一套防病治病和养生保健类的科普图书。《健康9元书系列》正是秉承了这一使命，将深奥的医学科学知识转化为通俗易懂的老百姓的语言，将科学的健康知识呈现给大家，正确指导群众的保健行为。《健康9元书系列》共50种，编写此套系列丛书的50余位作者中，既有胡大一、洪昭光、向红丁等一批全国知名的大专家，也有活跃在基层医院临床第一线的中青年专家。他们都拥有扎实的医学理论基础和丰富的临床经验。更为难能可贵的是，他们除了做好自己的医疗、教学和科研工作以外，都热衷于健康科普宣传工作，花费了大量的业余时间编写这套系列丛书。这套系列书从常见病的防治到科学的养生保健方法，从慢性疾病的营养配餐到心理保健，涉及面广，实用性强，让读者看得懂，学得会，用得上。希望通过《健康9元书系列》的出版，为我国民众的健康知识教育和健康水平的提高贡献一份力量。

中华预防医学会会长
中国工程院院士

2012年4月于北京

前　言

小儿发热是小儿时期最常见的症状之一，也是广大家长们最为关心的问题。在儿童医院门诊，经常见到急匆匆抱着孩子赶来就医的家长，宝宝发热，父母心焦，即便是医生已经诊治并给出了治疗方案却仍然一脸愁云，不知所措。这是因为年轻父母缺少对小儿一般疾病知识的了解。本书正是从家长们最关心的问题出发，阐述如何判断小儿发热、如何护理发热的小儿、常用降温方法有哪些、去医院就诊的注意事项等，以及引起发热的常见疾病的相关知识。希望家长们通过了解这些知识和方法，能够在孩子发热时做到不慌不乱，心中有数，并积极配合医生，给孩子以最恰当的护理，使孩子尽快恢复健康。

本书由北京儿童医院的医护人员共同编写，融入了她们多年的临床经验，语言通俗易懂，内容丰富，实用性强，希望能给予家长们切实的帮助。

本书在编写过程中得到沈颖教授的大力支持与帮助，特此致谢！

编　者

目录

一、正确认识宝宝发热

1. 人体体温是怎样产生的

◆人体为什么有体温

体温是人体内部的温度，它的产生是由我们人体每日食入的各种营养素提供，主要包括碳水化合物、蛋白质、脂肪、维生素和微量元素。在人体的新陈代谢过程中，体内营养物质不断地进行生物氧化、释放能量，而产生热能，这些代谢所产生的热能通过各种途径不断地供给人体，使得人体有了体温，所以体温是物质代谢的产物。

◆人体体温的作用

那么人体的体温又起到什么作用呢？人体是一个很微妙的生物体，在这个生物体的内部每天都发生着各种各样的生化反应，这些生化反应的结果就是不断为人体提供各种新陈代谢所必需的营养物质，而这些生化反应的发生又必须在一定的温度下才能进行，所以没有体温人体是不能生存的。

那么人体的体温是不是越高越好呢？当然不是。随着生物的不断进化，哺乳类动物的体温变得恒定，能够随外界温度的变化而调整，使体温维持正常，这使得我们可以胜任日常生活中的各种复杂活动。

我们生命的代谢速率与温度有着密切的关系，温度过低，代谢减慢甚至停止；温度过高，蛋白质将发生变性，酶的活性丧失，生命也就停止。所以，恒定的体温是新陈代谢正常进行所必需的。

◆人体怎样保持体温

通过上面的讲解，你一定了解和体会到正常人的体温是保持在相对恒定的状态，那么它以什么方式来保证我们体温的恒定呢？那就是在我们的大脑中有这样一个调节的机构，它能根据我们人体对外界环境和机体内部的某些变化做出反应，保证我们体温的相对恒定。这个机构就是大脑中的一个叫丘脑下部的地方存在着体温调节中枢，这个中枢对人体体温进行不断的调节，并通过神经体液的作用，使身体所产生的热能与散发的热能二者之间保持平衡。

例如：当人体处于暑热环境时，就可引起皮肤血管舒张，增加皮肤血流量，汗腺分泌加强，通过汗液蒸发散热，防止人体的体温随外界温度的升高而升高。反之，当人体处于寒冷的环境中，皮肤血管就收缩，同时皮肤的立毛肌也收缩，产生“鸡皮疙瘩”；骨骼肌通过不自主战栗使产热增加，从而维持体温的相对恒定。

2. 人体的体温不是恒定不变的

人体体温不是恒定不变的，会在一定范围内波动。

◆不同年龄体温是有波动的

(1)宝宝出生以后，由于自身的体温调节机构尚未发育完善，对体温的调节能力较低，易受环境温度的影响而波动，如不给予正确的处理措施，宝宝就会因体温的过低或过高，引发相关疾病。

(2)宝宝处于生长发育的高峰时期，机体的新陈代谢比较旺盛，往往体温反而比成年人高；而老年人由于代谢活动的减慢，体温略低于成年人，并对外界环境温度变化的代偿能力下降，不能耐受外界环境剧烈变化的刺激，故也要及时注意保温和散热。

◆**不同性别体温是有波动的**

女性较男性体温稍高，平均体温高于男子约0.3℃，是由于女性的基础体温随月经周期而发生规律性的变化，这与女性血液中孕激素及其代谢产物水平高低相关。这种月经周期的变化，也是在生物钟的控制下进行的。

◆**人体昼夜体温是有波动的**

人体体温是具有昼夜周期性变化的。清晨2～6时体温最低，白天开始活动时体温逐渐上升，下午2～8时体温最高，入夜后体温又逐渐下降，但昼夜体温的波动范围不超过1℃。这种昼夜节律的变化并不因生活习惯的变动而改变，它很可能与地球的自转周期有关。

◆**运动与情绪的影响体温是有波动的**

肌肉活动可使人体产生的热能明显增高，导致体温上升。精神紧张和情绪激动也可使体温升高。机体在某种紧张情绪下，体温可升高2℃左右。

◆**其他因素引起体温波动**

喂奶、饭后、哭闹、活动、穿衣多、盖被厚、过分保暖、室温过高等均可使体温暂时性升高达 37.5℃左右。因此,在测温时应避免这些因素的干扰,使宝宝在安静状态下测温,以便所测数值更加客观、准确。

3. 您知道体温的正常值吗,宝宝体温达到多少为发热

◆人体体温的正常值

腋下温度范围 36.0℃～37.0℃之间

口腔温度范围 36.3℃～37.2℃之间

直肠温度范围 36.5℃～37.7℃之间

◆宝宝的体温正常值

因为宝宝新陈代谢旺盛,体温调节中枢发育尚未完善,所以宝宝的正常体温在 36.5℃～37.2℃,个别宝宝一天中最高体温可达 37.4℃。除此之外,宝宝的体温在一日之间可有较大的波动,一般下午比上午高,饭后、运动后、洗澡后、大哭后、大量出汗后及天热、午后体温较高。相反,上午和睡眠时体温较低。

◆发热类型的划分

在健康状态下,如饮食正常,衣着适宜,人体的体温一般是比较恒定的,即不因外界环境温度的改变而变化。当人体腋下体温超过正常值时就是发热,38℃以下是低热,39℃以上是高热。40℃ 以上可能有生命危险。根据人体体温发热程度的不同分为:

低热:37.5℃～38℃。

中度热:38℃～39℃。

高热：39℃～40℃。

超高热：40℃以上。

4. 为什么宝宝比成年人容易发热

◆体温调节中枢不完善

宝宝出生后由于各方面的功能未发育成熟，特别是神经系统发育更不完善，在大脑中的体温调节中枢不能对机体和外界环境中的变化进行有效调节，当病毒和细菌侵犯机体时，造成宝宝内环境的改变，就可引起宝宝发热。儿童时期许多疾病的首发症状就是发热。

◆自身防御机制不健全

人体的免疫系统是人体的卫士，每天都在打击各种入侵的“敌人”。但是，免疫系统不是天生完善的，是逐渐建立起来的。在医学上，有人把 6 岁以前的宝宝称为“生理性免疫功能低下状态”。在这一阶段宝宝体内的各种免疫球蛋白和免疫因子相对缺乏，致使宝宝抗击各种致病因子的能力相对较弱，不能起到很好的保护作用。所以，这一时期宝宝容易患病，并且患病的首发症状大多是发热。

5. 怎样正确认识宝宝发热

◆发热是机体一种正常防御反应

发热是宝宝时期一种常见的临床症状。在大多数情况下，发热是由于病原体（细菌、病毒、支原体等）感染引起的。当这些病原体侵入人体后，机体可调动防御系统,释放各种防御因子抵御病原体而产生保护性反应。所以,发热是人体正在发动防御系统抵抗感染的一个过程,是人体抗病的一种正常反应,并不是一个坏现象。只有发热过高才会对宝宝产生不利影响。

◆体温的恢复需要一定的过程

发热是一个警讯,它在通知您宝宝身体的某些部位发生了疾病。然而,疾病的治疗和康复需要一个过程,并不是用药后就能立即痊愈。退热药物只是对症治疗,在疾病完全康复前,就会出现退热药物作用时间过后体温又再次上升的情况,父母往往很焦急,多次往返于医院看病,造成宝宝无法休息,甚至交叉感染,反而加重宝宝的病情。所以,我们要认识到发热是人体正常的防御反应,配合好医生的治疗,当宝宝高热时就给宝宝降温,做好发热宝宝的护理工作,并且密切观察宝宝的病情变化。相信在您的耐心细致和科学的护理下,大多数的宝宝随着疾病的转归,体温会慢慢降下来,最终完全康复。

6. 您了解宝宝发热的常见原因吗

◆呼吸道感染是引起宝宝发热最常见的原因

(1)宝宝易患呼吸道疾病的原因:呼吸道感染包括上呼吸道感染和下呼吸道感染,上呼吸道感染俗称"感冒",也称之为"上感",是宝宝最常见的疾病;而下呼吸道感染包括气管支气管炎和肺炎,肺炎是婴幼儿时期呼吸道感染较严重的疾病。那么宝宝为什么容易患呼吸道感染呢?这由宝宝呼吸道的解剖特点和免疫特点相关。这些特点是：

①鼻腔小，无鼻毛，对吸入的空气不能进行有效的加温和湿化，黏膜柔嫩，受冷及干燥空气刺激易于发生炎症。

②上呼吸道对空气中带有的病原菌阻挡作用差，且局部免疫功能低下。

③呼吸道的纤毛运动差，腺体分泌不足，炎性分泌物不易排出，上呼吸道炎症易于下延。

(2)宝宝呼吸道感染的常见疾病

①急性上呼吸道感染，是宝宝发热最常见的原因，包括鼻炎、鼻窦炎、咽炎、扁桃体炎等。这时，宝宝除了发热以外，一般还会伴有相应部位的其他症状，如头痛、鼻塞、流鼻涕、打喷嚏、咽痛、轻度咳嗽等。同时还可以出现浑身乏力、食欲下降等，部分婴幼儿由于突发高热而引起惊厥。

②下呼吸道感染，包括气管炎、支气管炎、肺炎等。此时宝宝除发热外，往往伴有咳嗽、呼吸急促或呼吸困难等，医生检查时可在胸部听到各种啰音。

◆消化道感染也是引起宝宝发热的常见原因

(1)宝宝易患消化道疾病的原因

①宝宝的口腔黏膜细嫩，供血丰富，唾液腺发育不足，分泌唾液较少，其中淀粉酶含量也不足。

②宝宝胃肠道未发育成熟，胃酸少，杀菌能力差。

③宝宝胃肠道中各种消化酶少，不利于食物消化，易引起消化不良。

④宝宝生长发育迅速，为了提供足够的营养物质，需要进行辅食的添加，致使胃肠道的负担相对较

重，易发生消化功能紊乱。

(2)宝宝消化道感染是常见疾病，如急性胃肠炎、急性细菌性痢疾、轮状病毒感染性腹泻等。宝宝除了发热以外，还会有不愿进食、呕吐、腹泻、大便的性状改变，或为稀水样便，或是黏液便、蛋花汤样大便及绿色黏液便；有时还伴有脓血和恶臭。严重时，可因吐泻过多而使宝宝的体液损失过多，引起机体脱水。

◆传染性疾病也是引起宝宝发热的常见原因

(1)宝宝易患传染性疾病的原因：主要是宝宝的免疫力低下所致。因为人体内有一个天然的免疫系统，它只要在细菌、病毒的刺激下，就能产生一种特殊的蛋白质，即所谓“抗体”。但是，一种细菌或病毒都只能刺激人体产生一种相应的抗体，而一种抗体也只能杀灭与它相应的一种细菌或病毒，这就叫“特异性免疫力”。但随着宝宝的慢慢长大，接触各种病菌、病毒的机会也随之增多，此时体内又缺乏特异性免疫力，所以就很容易发生各种传染性疾病。

(2)宝宝常见的传染性疾病：常见的有幼儿急疹、麻疹、风疹、水痘、猩红热等。这些疾病除了发热外，还伴有各自独特的皮疹。另外，患了流行性感冒、流行性腮腺炎、流行性乙型脑炎等疾病时，发热也是一个常常出现的重要症状。

7. 您知道体温计的种类有哪些吗，应该如何选择

体温计从材质来说，可以分成玻璃水银体温计、

电子体温计、红外线体温计和化学点式体温计 4 种。人体可以用来测量体温的部位一共有 5 处，分别是腋下、额部、耳道、口腔和直肠。每种体温计测量出的温度是有差别的，而不同部位的体温也有不同的标准。

◆体温计的种类

(1)玻璃水银体温计：水银体温计为摄氏刻度，体温计一端内装入水银，水银遇热膨胀而上升。测试时水银升入有刻度的玻璃细管中，球和管连接处有一狭窄部分，可防止水银自动降落，温度计离开身体后，水银柱仍保持在原来位置，以保证能够看到准确的读数。水银柱必须经过甩动才能下降。

用水银体温计测量体温的方法有测量口腔温度、直肠温度和腋下温度 3 种。但 5 岁以下的宝宝，不推荐测量口腔和直肠温度，因为宝宝太小，体温计放在嘴里易被咬碎，不仅会扎伤宝宝，同时泄漏的水银对宝宝伤害更大。测直肠温度时，用力的轻重及插入的深浅都不好掌握，也比较危险。

(2)电子体温计：电子体温计将体温以数字的形式显示，读数清晰，携带方便，克服了玻璃水银温度计不易读数的缺点。不足之处是示值准确度受电子元件及电池供电状况等因素影响，不如玻璃水银体温计稳定。

(3)耳式体温计：耳式体温计是通过测量耳朵鼓膜的辐射亮度，非接触地实现对人体温度的测量。只需将探头对准内耳道，按下测量钮，几秒钟就可得到测量数据，适合老年人、婴幼儿等使用。但在使用初期，使用者由于不太熟悉这种操作方式，可能会得到几个不同的测量数据。

(4)贴纸体温计(化学点式体温计)：这类产品属于化学标点测温计，是一种可以反复使用、压在额头上，根据测温纸上颜色的变化多少来计算体温。由于体积小，无法精确地测量出体温，但外出旅行时携带起来非常方便。

◆如何选择体温计

(1)玻璃水银体温计测量最准确：在所有体温计种类中，玻璃水银体温计所测量出来的体温是最准确的，但由于刻度过细，测量出来的体温不容易读数，同时也容易被摔碎，老年人和婴幼儿使用时也存在不太安全的因素。

(2)电子体温计需要经常校准：电子体温计使用方便，测量时间短，1 分钟左右就能出结果，比较适合爱动的宝宝。但这类产品需要经常校准。

(3)耳式体温计不适合年龄较小的宝宝：红外线耳道体温仪与电子体温计类似，只不过测量的是耳道温度。但是，3 个月以下宝宝不推荐耳道测温，因为宝宝耳道娇嫩，弄不好会伤着宝宝。

(4)红外线额温仪受环境温度影响较大：额温仪测量的是额头的温度。虽然额头温度测起来方便，但却受周围环境温度影响较大，比如冬天刚从外面回来，测额头的温度肯定很低；夏天刚在阳光下做完运动，额温肯定会高些。

(5)额头体温贴测温不准确：额头体温贴直接贴在宝宝额头上，1 分钟左右，就会通过颜色变化显示出体温变化。但这种体温计不能显示准确温度，只能提供一个大致的体温。

8. 怎样掌握测量体温的正确方法

◆玻璃水银体温计腋下体温测量方法

腋下测量体温的方法既卫生又方便还安全。目前，一般都采取此种方法为宝宝测量体温。

(1)测量体温前，首先要检查体温计的读数，应该在 35℃以下。如高于 35℃，则应用拇、食、中指紧握体温计上端，手腕向下向外甩动，将水银柱甩至 35℃以下。甩表时注意不要碰到周围的物品上，以免打碎体温表。

(2)解开宝宝上衣，用小毛巾擦干腋下，将体温计水银柱一端放置腋窝处(图 1)。

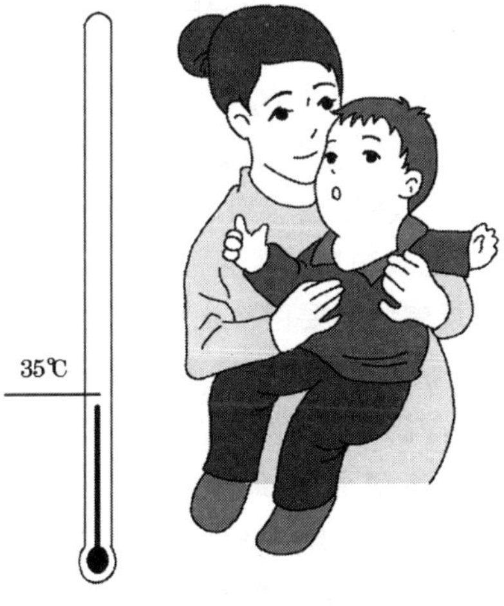

图 1　体温计放置方法

(3)将宝宝的手臂屈于胸前,双手分别扶持他的手臂及体温计上端,夹紧体温计5～10分钟取出来(图2)。

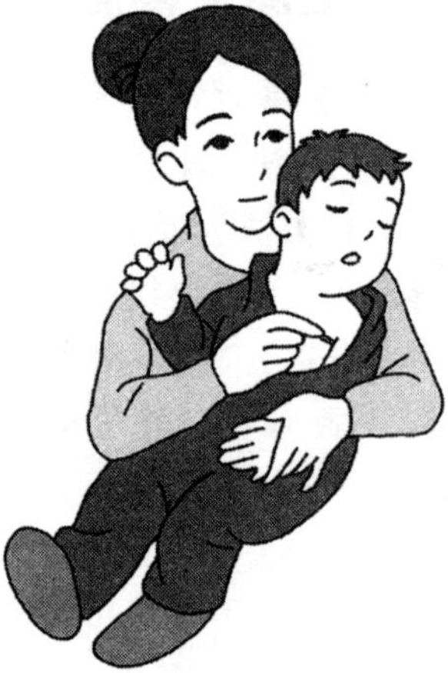

图2　测体温时体位

(4)查看体温计上的测量结果:横拿体温计上端,背光站立,使体温计的刻度与眼平行,缓慢转动体温计,就可以清晰地看到水银柱上升的刻度数(图3)。需要时记录测量结果。

(5)测量完体温要用冷水及肥皂清洗体温计,或用75%酒精消毒,用纱布擦干后插入表套中存放。切忌用热水冲洗,以免损坏。

◆电子体温计的使用方法

电子体温计采用高精度传感器和微电脑技术,能够快速、准确、方便地测出人体的温度(图4)。

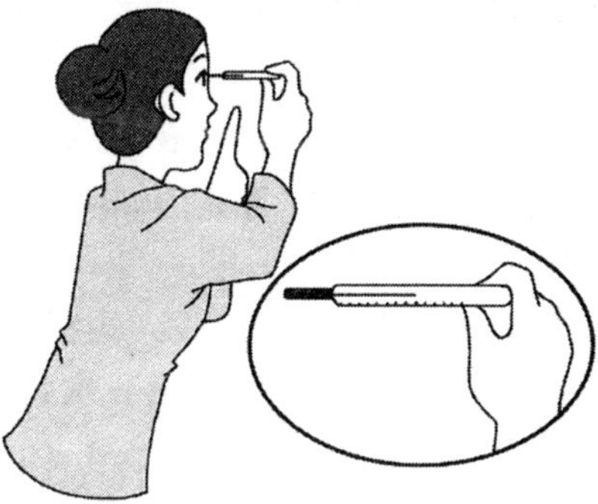

图 3　观察体温结果

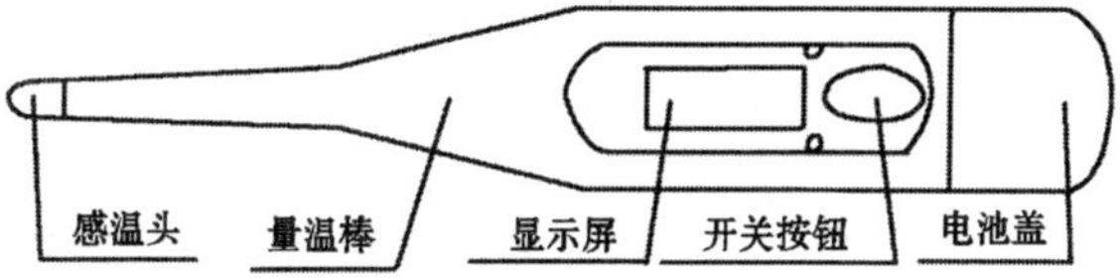

图 4　电子体温计

(1)具体测量方法

①用棉花棒蘸取酒精擦拭消毒感温头和量温棒部分，为避免机件受损，请勿用酒精或其他溶液接触感温头及量温棒以外的部件。

②按 ON/OFF 按钮，打开电源，显示屏显示“188.8℃”约 2 秒钟，然后显示上次的测量温度约 2 秒钟后改显示 L℃，其中℃闪烁，表示可以测量温度了。

③测腋窝温度：测温前，手臂自然下垂，将腋窝紧闭 1 分钟，使腋窝温度稳定。将体温计的感温头置入腋窝中央并夹紧约 1 分钟，待显示屏℃符号停止闪烁，即表示腋窝温度已测量完成。

④测口腔温度:测量前让宝宝将双唇闭上约1分钟,使口腔内的温度平稳,将体温计的感温头置于舌下内侧根部,和舌头密切接触后,将双唇紧闭约1分钟,待显示屏上的℃符号停止闪烁时,即表示口腔温度已测量完成。

⑤如果温度>37.5℃,则听到短促的报警声:Bi—Bi—Bi—Bi(每0.125秒钟响一次),表示测量完成并警示已发热了。

如果温度≤37.5℃,则听到较慢的声音:Bi—Bi—Bi—Bi(每0.5秒钟响一次),表示测量完成并且体温正常。

⑥如果测量温度<32.0℃,则显示L℃;≥42.0℃,则显示H℃。

⑦按ON/OFF按钮,关闭电源,否则,体温计会在8分40秒后自动切断电源。

(2)注意事项

①请勿从高处掉下及扭曲机体。

②感温头至显示屏前端可以用酒精消毒,显示屏及以后部分因无防水装置,只可用干布擦拭,切不可放入水中或在热水中煮沸消毒。

③除更换电池外请勿打开任何部件。

④勿置于高温,阳光直射处,勿触及任何腐蚀性物品,以防止机件产生化学变化,影响操作功能。

9. 测量体温要注意哪些细节

◆保证玻璃水银体温计准确和完好无损

将玻璃水银体温计甩至35℃以下,于同一时间放入已测量好的40℃以下的温水中，3分钟后取出检视。如出现温度相差0.2℃以上或水银柱有裂隙、汞柱自动下降等情况就不能再使用。切忌将玻璃水银体温计放入热水中清洗或放在沸水中煮，以防爆裂。

◆测量体温前宝宝应安静休息

测量体温前20～30分钟应避免剧烈运动、进食、进冷热饮料、做冷热敷、洗澡、坐浴等；严冬季节从室外进屋15分钟后再测量，以免影响体温的准确。

◆特殊宝宝测量体温应有人看护

在给精神异常、婴幼儿、智障儿、脑瘫等宝宝测量体温时应守候在身旁，防止体温计打碎或出现其他意外情况。

◆测量体温时应避开有损伤的部位

腋下出汗多，腋下有创伤、手术、炎症者，肩关节受伤或极度消瘦的宝宝不宜测腋温。

发现测量的体温与手触摸的感觉和宝宝的体征表现不一致时，需重新测量。

◆体温计破损后的处理方法

如宝宝不慎咬破体温计，应当立即清除口腔内玻璃碎片，再口服蛋清或牛奶以延缓汞的吸收。服用富含纤维食物以促进汞的排泄。

二、宝宝发热时家长应注意的问题

10. 宝宝发热时常见的表现有哪些

◆宝宝发热时的外表特征

由于宝宝年龄较小，语言发育尚未成熟，不能表达疾病带来的相关症状。如果宝宝的父母不了解发热的常见表现，就会贻误宝宝疾病的及时发现，耽误疾病的治疗。当宝宝发热时会有哪些表现呢？

(1)精神状态：宝宝具有一定的耐受力。当宝宝的体温在 38℃左右，并且没有其他特别不舒适的表现时，往往表现为精神状态良好。一旦当宝宝的精神状态转差，说明宝宝的体温升高或病情加重，需要立即进行相关处理。

(2)面色：当宝宝的面色发红，口唇较干，就要注意宝宝是否发热。如果宝宝面色苍白，精神状态不好，就要高度警觉宝宝是否体温高热。

(3)哭闹：当宝宝哭闹不止，给予安抚仍不能安静下来，父母就要及时注意宝宝是否发热。

(4)饮食：当疾病引起发热时，通常会影响宝宝的食欲。所以，这时给宝宝喂水或喂饭时常常会不配合，表现为不张嘴、哭闹和摆手。

(5)排泄：由于宝宝发热会使体内水分流失，同时食欲不好，就会使宝宝的尿量减少并且颜色较深。

◆宝宝发热时常见的伴随症状

宝宝在发热的同时会伴随如下一些症状。

(1)机体在发热时会通过出汗来降低体温，因此宝宝可表现出汗较平时增多，以头部和躯干为主。

(2)由于宝宝体温较高，使宝宝皮肤温度升高，我们用手抚摸宝宝的额头、颈部、手心和脚心都会感觉到皮肤发烫。

(3)体温升高时，机体新陈代谢加快，宝宝会出现呼吸和脉搏增快。一般是体温每升高 1℃，脉搏就增加 10～20 次/分钟。

(4)发热会给宝宝带来不舒适感，这时宝宝会出现烦躁不安或注意力不集中、无精打采。

(5)宝宝发热伴随呼吸道感染症状，这时宝宝会出现流鼻涕、鼻塞、咳嗽、咽痛等表现。

(6)宝宝的消化道被病毒或细菌感染时，除了发热外，常会伴随呕吐、腹泻、腹痛等表现。

11. 宝宝发热时需要从哪些方面进行观察

◆注意观察宝宝的精神状态

健康宝宝一般是好动、好说、好笑，笑是健康的标志。病后的精神状态可反映出病情轻重。如果宝宝在发热后精神如常，能笑能玩，说明病情不太重。如果病后精神萎靡、倦怠、表情淡漠，就是病重的表现，应及时去医院就诊。

◆注意观察面色的变化

一般来说发热时宝宝面色潮红,如果发现面色苍白或发绀,说明宝宝的病情较重,要及时到医院就诊。

◆注意观察宝宝的前囟门是否膨隆或突起

正常宝宝在1岁6个月前头部前囟门未完全闭合,表面应该是平的,如前囟饱满隆起,摸上去紧绷绷的,并伴有头痛、剧烈喷射性呕吐,应及时到医院就诊。

◆注意观察皮肤有无出血点

当宝宝发热时应查看皮肤有无疹子,若有则提示可能感染了传染性疾病。如皮肤出现发绀或发凉,则提示末梢循环障碍,应立即去医院就诊。

◆注意观察宝宝大小便情况

发热时如果宝宝出现血尿或脓血便,并伴有腹痛,同时不让别人按揉腹部时,则提示可能有相关疾病,应立即到医院进行检查治疗。

◆注意观察宝宝高热惊厥征兆

当宝宝烦躁、兴奋,对周围的响动很敏感,表现出恐惧的样子,就要特别注意宝宝有可能要抽搐(抽风)。应立即将宝宝的衣服脱掉一些,采取物理降温方法,防止高热惊厥。

◆宝宝伴有以下情况,应立即到医院就诊治疗

(1)体温高热持续超过38.5℃且降温处理无效。

(2)烦躁明显,哭闹不止,不吃不喝。

(3)精神差,嗜睡或不易叫醒。

(4)连续不断阵咳,痰多而深,憋气。

(5)出现呼吸急促、喘憋、发绀、有喘鸣声(2个月以下的小婴儿呼吸次数每分钟≥60次,2个月至1岁的儿童每分钟呼吸≥50次,1～4岁的儿童每分钟呼吸≥40次)。

(6)脉搏加快,心慌,面色苍白。

(7)尿量少,4小时以上没有尿。

(8)并伴有其他严重疾病。

(9)2个月以下宝宝。

(10)连续发热2天以上。

12. 宝宝发热需要到医院看病时,家长需注意什么

◆宝宝高热外出看病前应做好哪些准备

宝宝发热去医院看病,应做如下准备:

(1)出门前如果宝宝体温在38.5℃以下,可以根据家里的情况进行物理降温,比如家里冰箱有一次性冰袋或有一次性的退热贴,可以给宝宝戴在额头上;如果没有可以自制冰袋,从冰箱中拿出冰块,放入凉水中,将冰水倒入热水袋中,用小毛巾包裹,放在宝宝的额头上即可,防止体温继续上升。

(2)出门前宝宝的体温在38.5℃以上,同时宝宝又有惊厥史,要及时用退热药。这时可以选择口服药物,如果家里有对乙酰氨基酚(百服宁、泰诺林等)、布洛芬(美林等)这两种药物中的一种就可以选用,这两种药物儿科医生使用最广,临床安全性较高的药物。如果家里没有退热药,就要采取上述物理办法降温。

(3)一定给宝宝带上水杯和便携式水壶,可以给宝宝多喝水,促进降温。

(4)由于宝宝的降温大多是通过出汗,所以给宝宝带一套内衣,可以随时更换,防止汗液浸湿内衣造成宝宝再次感冒。

(5)许多父母认为高热时宝宝外出一定要多穿衣服,并用被褥包裹,防止着风和感冒,其实应根据室外温度的情况,穿着合适的衣服即可,不可捂得太多,防止高热惊厥。

◆宝宝高热到医院看病不一定要看急诊

许多家长带着发热的宝宝到医院就诊时,认为宝宝发高热就应该到医院的急诊看病。殊不知宝宝时期的疾病大都以发热作为首发症状,这就使到医院儿科门诊看病的宝宝中50%以上是以发热来就诊。所以,在儿童医院或综合医院的儿科门诊,发热的宝宝一般都分诊到门诊就诊。

◆宝宝发热看病就医流程

根据上面讲到的情况,您可能会问:不及时给宝宝看病降温会不会发生高热惊厥呢?答案肯定是有可能的。所以,儿童医院或综合医院的儿科门诊一般都设置有试表处,在就诊前可以为您的宝宝先测试体温,并根据宝宝测试后的体温情况进行处理。如果体温在38.5℃以下时,护士会告诉您应采取物理降温的办法,可以购买降温冰袋进行降温;如果体温在38.5℃以上时,护士会询问您是否给宝宝口服过退热药物,如果没有,护士将根据医嘱通过口服或肌内注射退热药物的方法实施降温;如果您给宝宝口服过退热药物，护士就会问您口服退热药物有多长时间，如果在4～6小时之内，也只能再采取物理降温的方法；如果已经超过4～6小时，就可以再次使用药物进行降温。采取这些降温措施后，您就可以带着宝宝挂号等候看病了。

◆当宝宝看病候诊时应注意哪些问题

由于每日就诊宝宝较多，需要您等候看病，在等候期间，您应注意以下几点：

(1)等候看病时，不要给宝宝穿太多的衣服，以免宝宝出太多汗而虚脱，同时也不利于宝宝的散热，造成高热惊厥。

(2)等候看病时，要给宝宝多喝水，以促进药物的降温效果。

(3)等候看病时，要随时观察宝宝降温的情况，如宝宝出现双眼上翻、凝视就要大声呼救，护士会很快给予相应的处理。

13. 宝宝发热一旦处理不当会造成哪些危害

◆高热惊厥引起脑缺氧

高热惊厥是儿科常见急症之一，多见于6个月至5岁的婴幼儿，在宝宝发热特别是高热时出现。宝宝通常表现为突然发作的全身或局部肌肉抽搐，呼叫宝宝也没有反应，双眼往上翻，牙关紧闭，口吐白沫，面及手部肌肉强直等。宝宝短暂的惊厥可能不出现脑损伤的表现，是大脑代偿功能的作用。但反复多次的惊厥，或惊厥持续发作时，均可造成脑细胞功能的紊乱，引起脑细胞异常放电，使大脑神经元对化学能量的利用率大大增加，而大脑的代偿功能减退，脑的能量储备耗竭，大脑出现不同程度的缺氧状态，使中枢神经系统造成一定的损害，最后导致不可逆的脑损伤。严重惊厥可以引起的慢性持续性后遗症，表现为智力低下、脑性瘫痪、癫痫和轻微脑功能障碍综合征。轻微脑功能障碍综合征的表现为兴奋状态，行为异常，注意力不集中，情绪障碍，感觉异常，语言迟滞，学习困难等。

◆捂热综合征造成窒息死亡

"捂热综合征"是儿科的一种急症。捂热综合征，又称"婴儿蒙被缺氧综合征"，是由于过度保暖、捂闷过久引起宝宝缺氧、高热、大汗、脱水、抽搐昏迷，乃至呼吸、循环衰竭的一种冬季常见急症。多见于 1 岁以内的宝宝，特别是新生儿，若不注意科学护理，最易诱发此症。宝宝捂热综合征完全是人为因素所造成。由于天气寒冷，家长在抱着宝宝外出途中，尤其是宝宝生病到医院就医途中，常常把宝宝包裹过紧，被盖过严过厚。这样捂热过久，影响了机体散热，体温便会急剧上升，宝宝处于高热状态。高热时末梢血管会代偿性扩张，出汗增多。高热会使机体代谢亢进，耗氧量增加，加之宝宝被困在被褥里，缺乏新鲜空气，导致缺氧。而宝宝尤其是新生儿又无力挣脱这种"捂热"环境，持续下去即可引起体内一系列代谢紊乱和功能衰竭。捂热过度可引起多器官、多系统功能衰竭，给宝宝留下顽固性癫痫、脑瘫等严重后遗症，或因大脑缺氧造成呼吸衰竭而很快死亡。

三、宝宝发热时的护理及降温方法

14. 宝宝发热时您会护理吗

宝宝发热时，护理需要注意以下几个方面：

(1)维持体温正常：定时给宝宝测体温，当体温在38.5℃以下给予物理降温；超过38.5℃可以按医生医嘱给予药物降温。采取降温措施后半小时应测量体温，防止宝宝高热惊厥。

降温注意事项：畏寒、寒战时不宜采用物理降温方法。口服退热药时，每次只服用一种退热药，不要同时或在短时间内服用几种退热药，以免药物过量，出汗太多，导致宝宝虚脱。也不要频繁服用同一种退热药，一般2次服药间隔最好不要少于4小时。

(2)保持室内空气新鲜：居室空气要流通，维持房间温度于22℃～24℃之间，通风时不要让风直接吹到宝宝。在夏天最好使室温降低一些，这样有助于体热经传导辐射散热，有利于降温。

(3)卧床休息：高热的宝宝最好卧床休息，以减少体力的消耗，减少肌肉活动和热量的产生，有利于疾病的恢复。

(4)减少衣服：因宝宝主要依靠皮肤散热，如果热量散发不出去，体温就会进一步升高。因此，应适当减少宝宝的衣服或少盖些被子，夏天应降低室温至25℃左右，确保宝宝处于凉爽但不寒冷的环境中，待体温降低后再增加。

(5)保持口腔清洁：高热时唾液分泌减少，有利于口腔内细菌的繁殖，加上维生素缺乏，全身抵抗力下降，易引起口腔炎症。因此，应注意用生理盐水清洗口腔，每日3～4次。

(6)保持皮肤清洁干燥：宝宝发热会通过大量出汗降低体温，所以要及时擦干汗液，更换衣物；可用湿毛巾擦拭皮肤，使宝宝身体内的热量随着水分的蒸发而散发，减轻宝宝的痛苦，也可避免因皮肤汗腺阻塞而导致细菌感染，同时还可保持皮肤清洁干燥。

(7)补充足够水分：发热时宝宝的呼吸加快，随呼吸蒸发的水分较多，应及时补充水分。同时，多喝水还可促进尿液的排出，通过排尿有利于降温和毒素的排泄并补充高热消耗的水分。最好饮用温开水，有利于发汗，促进退热，同时也可在水中添加一些盐，有利于机体电解质的平衡。因此平时养成喝白开水的习惯十分重要

(8)补充营养：发热的宝宝能量消耗较大，同时由于发热致使胃肠道的消化能力减弱，胃口都不大好，进食过多可能会引起消化不良。因此，给他(她)们提供的食物要既有营养又易于消化，并可少量多餐。

(9)观察病情：如果宝宝发热时，面色红润，精神状态良好，这时家长就不用着急，也不必一天往医院跑几次，只要遵照医生的嘱咐，坚持服药就行。如果宝宝变得哭闹不止或精神萎靡、面色苍白，或出现频

繁呕吐、腹泻或头痛，则要及时到医院明确诊断，以免延误病情。

15. 宝宝发热时如何选择正确的降温方法

宝宝生病发热，虽然是身体的一种有益的生理防御现象，但长期发热会增加体内蛋白质和维生素的消耗，使人体的循环、神经、内分泌、消化等系统的功能失调，尤其是高热还可引起宝宝抽搐，这对大脑极为不利。所以，宝宝发热时，还需要做好及时降温处理。

降温方法主要有两类：一是使用物理方法降温；二是使用药物方法降温。物理降温方法有：解包降温、头部冷敷、温水浴、温水擦浴、冰袋（包括一次性化学冰袋）、酒精擦浴、一次性退热贴等方法；药物降温主要是依靠不同种类的药物进行降温。那么如何选择降温方法呢？

宝宝发热时，应首先选用物理方法进行降温。如果体温超过 38.5 ℃，为避免宝宝引起高热惊厥，就要选用药物降温。但药物降温不是宝宝体温一高就可以反复使用，而是需要间隔 4～6 小时才能重复使用。所以，宝宝在使用药物降温的同时也可配合物理降温。

16. 家庭常用的物理降温方法有哪些

物理降温是宝宝发热时最常用的方法，并且安全、方便、易于操作。现将各种家庭常用的物理降温方法进行介绍：

◆解包降温

早产儿、新生儿和 6 个月以内的宝宝，因各组织器官发育尚不健全，体表面积相对较大，体表散热较快，如采用其他降温方法，可能会引起宝宝的体温过低。室温控制在 25℃左右时，可以将宝宝的被褥解开，暴露 5 分钟左右体温即可下降。

◆头部冷敷降温

适合于一般的发热。方法：在装有凉水的盆中加上几个冰块，使其成为冰水，将小毛巾浸入水中，稍微拧干，以不滴水为好，湿敷于宝宝的前额部，每 5～10 分钟更换一次，反复多次的头部冷敷可以达到降温的目的。

◆温水浴降温

温水可使皮肤血管扩张充血，改善血液循环，将体内的热量通过传导的方式散热；另外皮肤表面的水分也可以通过体表的蒸发，带走热量而达到降温目的。主要用于较小和体温较高的宝宝。方法：关好门窗，并且调整室内温度到 25℃左右。在洗澡盆中放入低于宝宝体温 2～3℃的温水，将宝宝身上衣物解开放入盆中，用小毛巾蘸上温水在全身上下轻轻搓揉，浸浴 5～10 分钟后，将宝宝抱出放入大毛巾中，用大毛巾将全身擦干并轻轻按摩皮肤至发红为止，使宝宝皮肤的毛细血管充分扩张达到散热目的。一天中可以反复洗浴几次，洗完后要及时把身上的水擦干，穿好衣服，避免着凉。另外，在洗浴的过程中，要密切观察宝宝的面色、呼吸、精神，如果发现异常情况，就应立即停止洗浴。

◆温水擦浴降温

用低于宝宝皮肤温度的温水进行擦浴，可很快将皮肤温度通过传导方式散热。多适合较大的宝宝。具体方法：

(1)关闭门窗，室温保持在25℃左右为宜。擦浴前可在宝宝的头部放置冰袋，以帮助降温，并可防止擦浴时皮肤血管收缩，血液集中到头部，引起充血。如双脚发凉时足底可放置热水袋，使宝宝舒适，促进下肢血管扩张，加速全身血液循环，有利于散热。

(2)在一盆中放入低于宝宝体温2℃～3℃(一般为32℃～34℃)的温水，放入1～2条小毛巾。协助宝宝脱去上衣，露出一侧上肢垫上大毛巾，将拧至半干的小毛巾缠在手上成手套式(图5)，以离心方向边擦边按摩，沿侧颈—肩—上臂外侧—前臂外侧—手背擦拭(图6)；沿侧胸—腋窝—上臂内侧—肘窝—前臂内侧—手心方向擦拭(图7)，用大毛巾擦干皮肤，以同法擦拭另一侧上肢，每侧上肢各擦3分钟。

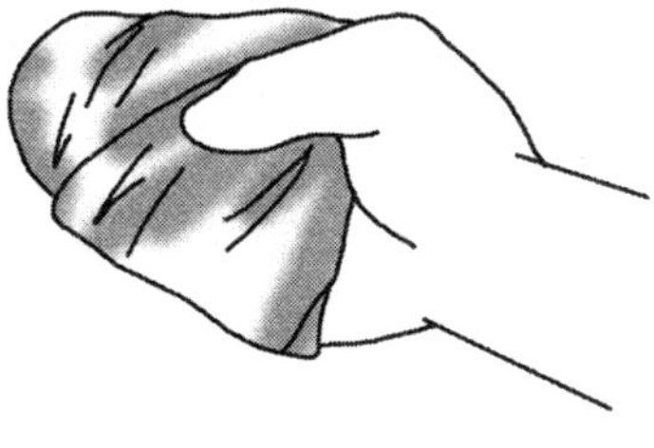

图5 手持毛巾方法

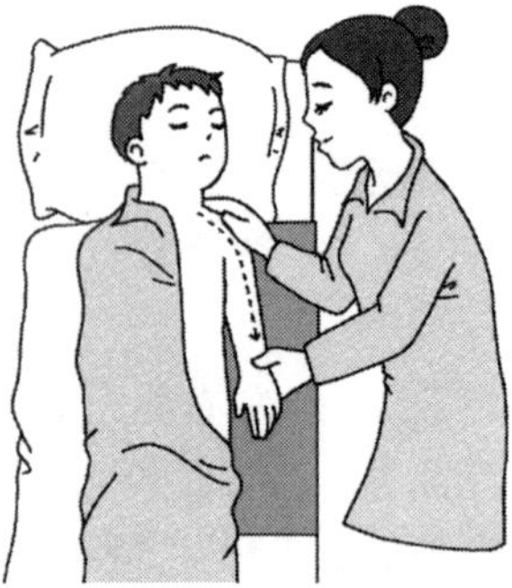

图 6　擦上臂外侧

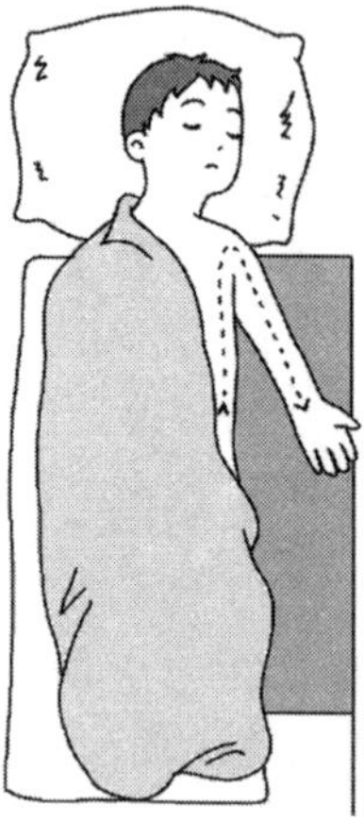

图 7　擦上臂内侧

(3)使宝宝侧卧，露出背部并垫大毛巾，从颈部向下擦拭整个背部并按摩 3 分钟(图 8)，擦干皮肤，穿好上衣。

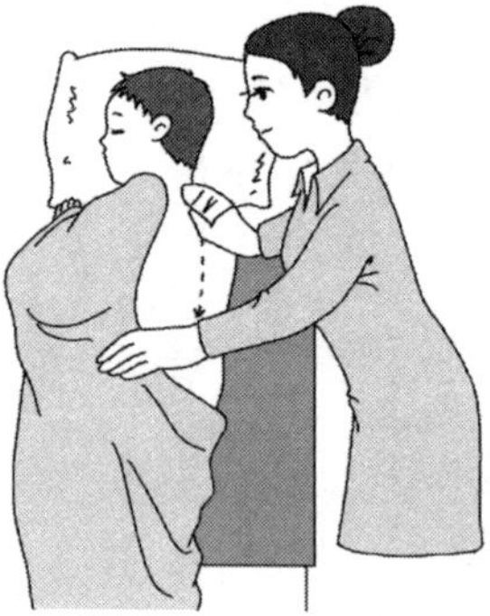

图 8　擦背部

(4)脱去裤子，露出一侧下肢，垫大毛巾，沿髋部—下肢外侧—足背方向擦拭(图 9)；沿大腿根部—下肢内侧—内踝方向擦拭(图 10)；沿臀下沟—下肢后侧—膝关节后—足跟方向擦拭(图 11)，擦干皮肤，以同法擦拭另一下肢，每侧下肢擦3分钟。

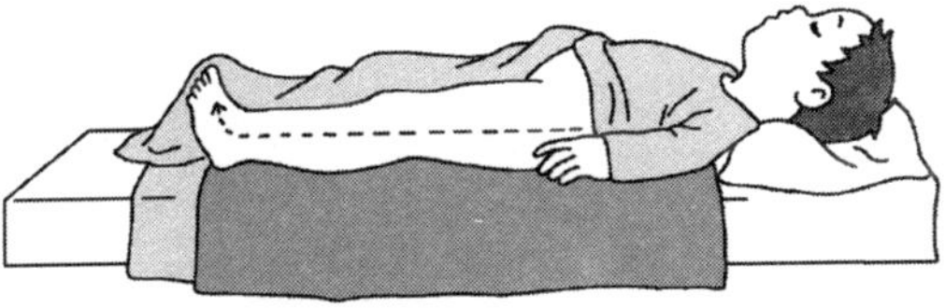

图9　擦大腿外侧

(5)穿好裤子，撤去大毛巾和热水袋，盖好被子。半小时后测量体温，如体温降至38℃以下，应取下头部冰袋，让宝宝休息。

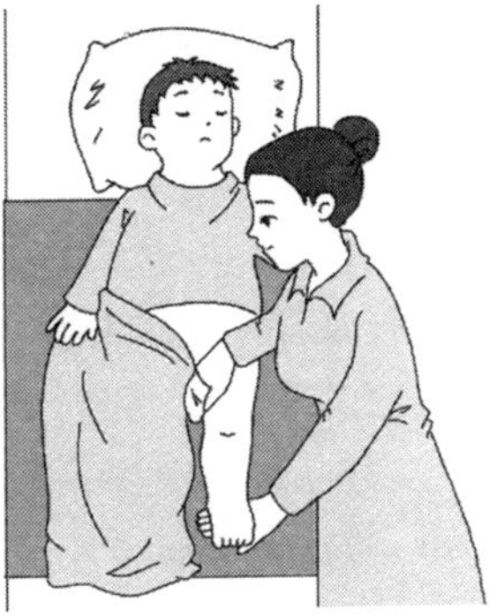

图10　擦大腿内侧

(6)擦浴注意事项

①擦浴中应注意观察宝宝情况，如有寒战、面色苍白，或脉搏、呼吸异常时，应立即停止操作。

②擦至颈部、腋窝、肘部、腹股沟、腘窝等大血管丰富处，应稍用力擦拭，停留时间稍长些，以助散热。一般全部擦浴时间为15～20分钟。

③禁擦枕后、心前区、腹部、足底。

◆冰袋降温

可以利用家中的热水袋制作成冰袋，用于宝宝的降温处理也非常实用。它吸热效果好，可以高效

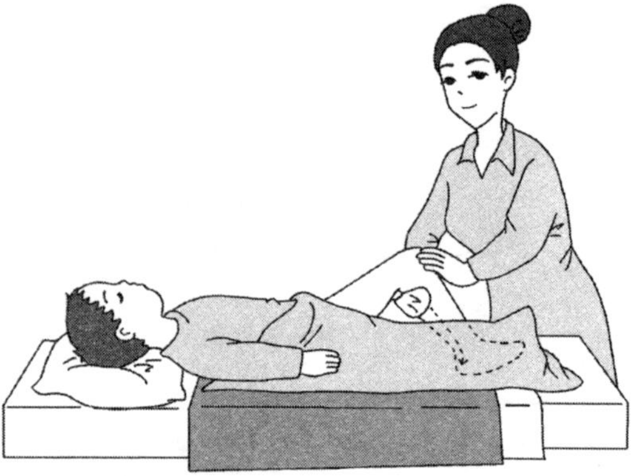

图 11　擦腘窝至足跟

的吸收宝宝多余的热量，来缓解体温升高，多用于发热宝宝的降温。具体方法：

（1）冰袋降温法：从冰箱中取出冰块，放入凉水盆中，使冰块溶解变小。将热水袋斜放于桌面上，倒入冰水至 1/2 袋；然后缓慢放平热水袋，使液体接近袋口，排出袋内的气体后夹紧袋口。擦干热水袋并倒提抖动，检查有无漏水，然后套上布套。置于宝宝前额、腋窝、大腿根部及膝关节后，大血管走行的地方，通过血液循环达到降温目的。

（2）冰袋降温时应注意事项

①每 10 分钟观察用冰袋部位皮肤状况，若有苍白、发绀、灰白、颤抖、疼痛或有麻木感须立即停止使用。

②冰袋使用后 30 分钟需测体温，腋下冰袋降温后，腋温的测量不宜在 50 分钟内进行。

◆酒精擦浴降温

酒精即是乙醇，是一种挥发性的液体，擦浴时在皮肤上迅速蒸发，吸收和带走机体大量的热，又因酒精具有刺激皮肤血管扩张的作用，达到散热降温的目的。因此酒精擦浴只适合于3岁以上的宝宝降温。具体操作方法与温水擦浴基本相同，只是酒精的浓度一般以30%～50%浓度为宜，温度以32℃～35℃为宜（消毒用75%酒精需等量稀释后使用）。如果没有酒精，可以用家里的白酒代替（稀释到酒精浓度为30%～50%）。用纱布或毛巾浸蘸酒精后，有规律地擦拭，重点擦拭腋下、肘窝、大腿根部、膝关节后等大血管的部位。如果宝宝皮肤有破损、感染和皮疹时不宜采用酒精擦浴。宝宝胸口、腹部、脚底不能擦，以免引起不良反应。擦拭时密切观察宝宝的全身情况，如果出现寒战、心率加快或呼吸异常，就应立即停止擦拭。

◆一次性退热贴降温

一次性退热贴是一种高分子凝胶产品，因方便使用而广泛应用，但退热效果一般。只是在宝宝额头贴上一贴，宝宝头部会舒服一点，起到一定降温作用，但对高热宝宝就起不到很好的降温作用。

17. 常用的药物降温方法有哪些

3个月以内的婴儿，由于其器官发育还未成熟，一般不主张药物降温，多采用物理降温的方法。

常用口服退热药怎么用？（应以具体服用药物说明书的用法用量为准）

对乙酰氨基酚和布洛芬是儿童最常用的退热药，建议在体温≥38.5℃时再使用退热药，对有高热惊厥史的孩子可适时服用。

(1)对乙酰氨基酚：按体重1次10～15毫克/千克，间隔4～6小时可重复使用1次，24小时不超过4次(对乙酰氨基酚口服混悬液：2～3岁或体重12～15千克儿童，每次口服3毫升，4～6岁或体重16～21千克儿童，每次口服5毫升，7～9岁或体重22～27千克儿童，每次口服8毫升，10～12岁或体重大于28千克儿童，每次口服10毫升)。

(2)布洛芬：儿童常用的退热药，建议6个月以上的儿童使用，按体重1次5～10毫克/千克，间隔5～6小时可重复使用1次，24小时不超过4次。(以布洛芬混悬液为例：1～3岁或10～15千克儿童，每次口服4毫升，4～6岁或体重16～21千克儿童，每次口服5毫升，7～9岁或体重22～27千克儿童，每次口服8毫升，10～12岁或体重大于28千克儿童，每次口服10毫升)；

(3)其他的退热药物：如阿司匹林、赖氨酸阿司匹林及一些中成药制剂需要在医生的指导下使用。

18. 如何使药物降温达到最佳效果

宝宝发热时，首先要用物理方法降温，如果体温超过38.5℃，才选用药物降温。当体温超过39℃时，容易诱发高热惊厥，必须使用退热药物。特别是体温突然超过40℃时，不仅需要使用退热药物，还要同时采用物理降温方法。那么如何更好发挥药物降温的效果呢？

药物降温的途径有三种方式：第一是通过口服给药方式降温；第二是通过肌内注射给药方式降温；第三是通过静脉输液给药方式降温。应采取哪种途径的降温还要根据宝宝的情况决定。但是，降温速度最快的是静脉输液方式给药，其次是肌内注射，再其次是口服给药，但是口服给药方式给宝宝带来的痛苦最小、最方便，是最常用给药方式。

无论采取哪种途径降温，为了更好促进药物降温效果，最好做到以下几点：

(1)药物进入宝宝机体后，会引起大量出汗，并通过出汗来达到降温目的，同时出汗也会带走机体内的一些电解质，所以应多给宝宝喝水及果菜汁，并在水中添加入一些糖或盐，同时果菜汁含丰富的维生素及无机盐，以补充出汗而丢失的水分及盐。多给宝宝喝水同时也能帮助发汗、利尿和排毒，减少药物的不良反应。

(2)宝宝穿着过多的衣服不利于热量的散发，因此药物降温时不应给宝宝穿着过多的衣服。应根据室温情况，减少衣服的穿着，促进体温的降低。

(3)宝宝出汗后还应及时更换被汗液浸湿的衣服，以保持皮肤干燥清洁，预防再次感冒。

(4)饮食应给予清淡，易消化，高蛋白流食或半流食，如牛奶、鸡蛋面片汤。较大宝宝还要注意饭前、饭后、睡前一定要漱口，以保持口腔清洁。

(5)还应注意宝宝的卧床休息，室内通风良好，温度要适中。

(6)用药物后应注意观察宝宝有无虚脱、皮疹或胃肠道反应。用药30分钟后测量体温。

19. 高热抽风了怎么办

高热抽风，顾名思义是由于发热治疗不及时引起的抽搐，又叫高热惊厥。发热过高时，孩子会突然出现呼之不应，头向后仰，眼球固定、上翻或斜视，牙关紧闭，面部及四肢肌肉发紧，一阵阵抽动。严重的孩子可以出现全身像弓背一样反张，呼吸不规律，面部或全身发绀、大小便失控等。发作过后孩子的神志都能恢复正常。但是这个发作过程经常会把爸爸妈妈吓得手足无措，不知该如何是好。到底高热惊厥是怎么回事呢？

◆为什么孩子会出现高热抽风

婴幼儿时期，高热惊厥是一种常见疾病，这是由于孩子的大脑发育不健全，高热刺激大脑，使大脑的运动神经异常放电，导致抽搐。发作后孩子一切恢复如常，没有神经系统其他异常表现。

如果是单纯的高热惊厥，随着孩子年龄的增大会逐渐好转。如果反复发作，甚至不发热就抽，那就需要医生仔细地检查原因了。

◆什么样的孩子会高热抽风

高热惊厥一般发生在6个月至5岁的婴幼儿，部分孩子有遗传倾向，父母双方可能有高热惊厥的病史。由于呼吸道或其他急性感染导致孩子发热而惊厥。一般惊厥多发生在发热初起、体温开始上升的24小时之内，出现惊厥时体温多在39℃以上，发作过程持续时间较短，多在数秒钟至数分钟。

◆高热惊厥和寒战如何区分

高热惊厥时孩子先出现发热，然后抽搐。抽搐时不能唤醒，头向后仰，眼球固定、上翻或斜视，牙关紧闭，面部及四肢肌肉发紧，一阵阵抽动。严重的抽搐可以出现全身像弓背一样反张，呼吸不规律，面部或全身发绀、大小便失控等；抽后，神志转清醒。而寒战大多发生在急性发热之前。由感染刺激机体产生致热原，通过血流到体温调节中枢，通过神经调节引起皮肤毛细血管收缩，孩子会出现全身发冷、起鸡皮疙瘩和颤抖，肌肉不自主收缩，被称为寒战。此时孩子神志是清楚的。寒战是高热的先期表现。

◆如何紧急处理高热惊厥

如果宝宝在家里出现抽搐，爸爸妈妈千万不要慌张，保持安静，不要给孩子任何不必要的刺激。应该用拇指掐宝宝的“人中”穴（也就是位于上唇沟的上 1/3 与下 2/3 交界处）；另一手拇指掐患儿“合谷”穴（位置在一手的拇指第一个关节横纹正对另一手的虎口边上，拇指屈曲按下，指尖所指处），同时将宝宝放平，头偏向一侧，及时用小毛巾清除口腔里的痰和呕吐的东西，防止误吸入气管；将包着纱布的小勺放在上下牙齿中间，防止把舌头咬伤。同时注意宝宝抽搐时肌肉紧张，要防止碰伤及从床上坠下，并用最短的时间将宝宝送到最近的医院让医生给予止抽的药物。

◆应该怎样预防高热惊厥

一般发生过高热惊厥的宝宝有可能在发热时再

次发生惊厥。爸爸妈妈一定不要掉以轻心。在家中备好需要的急救物品和药品，如体温计、压舌板、退热药等。如果宝宝出现发热，应及时测量体温，腋下温度超过38℃，就可以口服退热药，如百服宁、美林来降温。及时松解孩子的衣裤，降低周围环境的温度，同时物理降温，如前额敷以冷湿毛巾、退热贴、头枕冰袋、温水擦浴等。让宝宝穿宽松的衣裤，发热体温越高，穿的衣物要越少，不能过分“捂汗”。平时加强锻炼，以增强宝宝的抵抗力，按季节变化及时增减衣服，防止着凉。感冒流行季节避免到人多的公共场所活动。

四、与宝宝发热相关的常见疾病

20. 麻　疹

◆"出疹子"是怎么回事

宝宝身上出了很多红疹子，伴有发热，姥姥说是"出疹子"，叫给宝宝捂着，千万别招风。结果越捂宝宝的体温越高，妈妈急得够呛，宝宝到底是怎么了？

大家常说的"出疹子"就是麻疹，是由麻疹病毒感染引起的一种急性呼吸道传染病，在每年的冬末和春初"出疹子"的病人比较多。得病的宝宝多为6个月以上且没有接种过麻疹疫苗的宝宝。如果宝宝接触了"出疹子"的孩子，也很容易得这个病，因为这个病的传染性很强。

◆宝宝怎么得的麻疹

麻疹是由一种特殊的病原——麻疹病毒感染引起的。麻疹病毒存在病人的眼、口、鼻、咽及支气管的分泌物中，当麻疹病人打喷嚏、咳嗽、哭叫或说话时，病毒随飞沫喷射出来，飘浮在空气中，若被没有出过麻疹，也没有做过预防接种的孩子(这种孩子在流行病学上称为易感儿)吸进呼吸道，就会被传染上麻疹。

◆麻疹有什么表现

得了麻疹的宝宝，开始表现发热、咳嗽、流鼻涕、打喷嚏、眼睛发红、怕光流泪，很像重感冒。发热2～3 天后在口腔后侧第二臼齿所对的颊黏膜上，可以看到一些白色小点，周围有红晕，这叫麻疹黏膜斑，它是麻疹早期的一个特殊表现。发热 3～5 天后开始出疹子，出疹期为发热的高峰期。出疹顺序为：先在耳后、脖子、前额、面部出现淡红色皮疹，然后蔓延至前胸后背、四肢，最后到手脚心疹子才算出齐。一般需要 2～3 天出透出齐。这时体温逐渐下降，精神和其他症状也有所好转。皮疹按出疹顺序自上而下消退，皮肤有轻微脱皮。麻疹从发病到疹子消退约 10 天，有经验的家长把麻疹发病过程概括为“热 3 天、出 3 天、回 3 天”是很有道理的。

◆什么情况须警惕

如果宝宝体温发热 3 天仍不退热，且出现呼吸加快，咳嗽加重，喘憋明显，就有可能并发了肺炎。

如果宝宝声音嘶哑，咳嗽声像小狗叫或哭不出声音，就可能是并发了喉炎。

如果宝宝出现面色苍白、乏力、多汗，年长儿自诉头晕、心慌、心前区不适或头痛，就可能是并发了心肌炎。

如果宝宝表现为嗜睡或烦躁、头痛、呕吐甚至抽搐昏迷，是并发脑炎的表现。

如果宝宝哭闹不止、摇头，大一点儿的孩子会说耳朵痛，或发现耳朵有脓流出，可能并发了中耳炎。

如果发生了上述现象，应立即就医，防止发生严重后果。

◆得了麻疹怎么办

麻疹是小儿急性传染病，目前还没有特效治疗药物，抗生素对其不起作用，没有合并细菌感染时不需应用抗生素。主要是对症降温治疗、支持治疗、加强护理和预防并发症。

卧床休息，保持室内适当的温度、湿度和空气流通，避免强光刺激。注意皮肤和眼、鼻、口腔清洁。不要到人多拥挤的地方，预防交叉感染。鼓励宝宝多饮水，给予易消化和营养丰富的食物。高热时可酌情使用退热药，烦躁时可适当给予镇静药。频繁剧咳时可用镇咳药或雾化吸入治疗。合并细菌感染时可给予抗生素。

宝宝得了麻疹，不要着急，无并发症或轻症患儿可在家隔离，以减少传播和继发医院内感染。一般隔离时间为出疹后 5 天，有并发症者延长至出疹后 10 天。患儿停留的房间应通风，有条件应用紫外线消毒，患儿衣物应在阳光下暴晒。

21. 风　疹

◆什么是风疹

上学一年级的玲玲今天有点蔫儿，妈妈发现她有点儿发热，身上、脸上起了好多红点儿。玲玲告诉妈妈，她班上的一个小朋友得风疹了。妈妈有些担心玲玲了。

风疹是由风疹病毒引起的一种比较轻的急性出疹性传染病。多发生在冬春两季。多见于 6～14 岁儿童。

◆风疹是怎么得的

风疹病毒存在于风疹患儿或隐性感染者的鼻咽分泌物、血、粪便和尿中。主要通过呼吸道飞沫传播，也可经污染物—手—呼吸道途径传播。出疹前1周至出疹后2周内传染性最强。未患过风疹且未接种过风疹疫苗的宝宝都容易被感染。

◆风疹有什么表现

得了风疹一般症状比较轻，全身症状不重，仅有低热及很轻的感冒症状。在发热的当天或第二天出现浅红色的疹子，很快遍布全身。出疹顺序为：面部、躯干、四肢，疹间可见正常皮肤，皮疹持续3～5天，疹退后无脱屑及色素沉着。发热即出疹，热退疹也退，这是风疹的特点。常常伴有耳后、枕部及颈部淋巴结肿大，这也是本病常见的体征。

◆风疹和麻疹一样吗

风疹发病季节和麻疹一样。疹子的形状和麻疹也相似，所以风疹和麻疹容易分辨不清。这两种病的严重性和后果是完全不一样的，风疹可无任何并发症，也不需要特殊治疗。诊断明确后，可以在家观察，对症治疗。高热时服退热药，一般1周左右可以痊愈。

◆谁最怕风疹

虽然风疹是儿童常见的传染病，但家长不要紧张，因为风疹的预后很好。最怕风疹的是孕妇，尤其是怀孕早期。如果孕妇感染风疹后，会引起先天性风疹综合征从而造成胎儿畸形或有其他异常，所以一定避免得风疹的患儿与孕妇接触。

22. 幼儿急疹

◆什么是幼儿急疹

宝宝发热 3 天了，还不退。一发起热来就 39℃多，闹得不得了，妈妈一边给宝宝吃退热药，一边准备去医院。刚准备好，宝宝的体温就降下来了，又开心的玩呀、乐呀，但身上出了很多疹子，妈妈很焦急，宝宝怎么了？到底用不用去医院？

幼儿急疹又叫婴儿玫瑰疹，也就是人们常说的“烧疹子”，是婴幼儿比较常见的轻型传染病。此病一年四季均可发病，冬春季发病较多。宝宝接触了得幼儿急疹的患者容易被传染上。主要是通过唾液传播。宝宝 7～13 个月大时容易得这个病。

◆幼儿急疹有什么表现

幼儿急疹表现为突然高热，大多数体温都达到 39℃～40℃。患儿虽然体温很高，但精神、食欲都比较好，玩耍如常，且服退热药后体温能下降。部分患儿伴有恶心、呕吐及轻度腹泻，偶尔见到因高热发生惊厥的表现。发热 3～4 天后体温降至正常，同时出现皮疹，皮疹为玫瑰色不规则的小斑丘疹，皮疹先见于颈部，很快遍布胸、背、腹及四肢，经过 1～2 天消退，疹退后没有痕迹。本病明显的特点是热退疹出。

◆怀疑幼儿急疹，如何处理

幼儿急疹是典型的病毒感染，前期只表现为高热，直到热退疹出时才能诊断明确。所以，如果患儿高热，一般情况好，体温在服完退热药物后能下降（一段时间后体温会再次上升），精神状态好，家长可以在家观察，重点是对发热的处理。及时采取药物和物理降温的方法，防止高热惊厥。还应该注意多喝水，清淡饮食，补充维生素及其他营养。待发热3～4 天后体温骤降，且宝宝会出一身皮疹，诊断也就明确了，家长也可以放心了。

23. 水　痘

◆水痘是怎么回事

上 4 年级的宝贝女儿小倩生病了，妈妈非常紧张，因为女儿漂亮的脸蛋上有很多疱疹，连头发里面都有了，妈妈担心会留下瘢痕，当医生的小姨安慰妈妈，小倩得的是水痘（图 12）。它是由水痘-带状疱疹病毒感染引起的一种传染病。可发生在任何季节，但以冬春季多见。任何年龄的儿童均可得水痘，尤其幼儿及学龄前儿童多见。一般得过一次后，很少再得第二次。

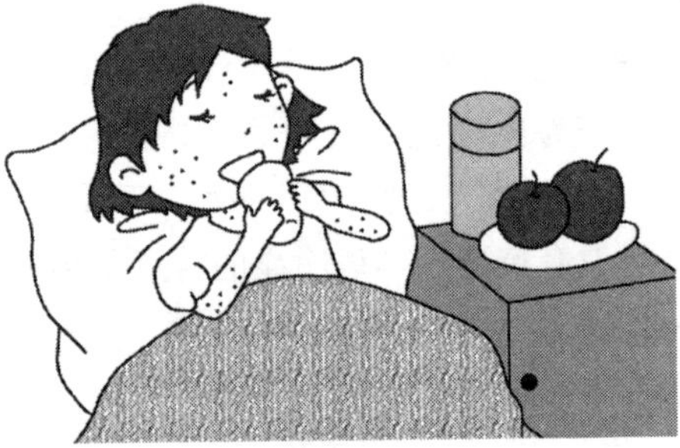

图 12　得水痘的小倩

◆水痘是怎么得的

水痘患儿是主要的传染源，在患儿的口鼻内存在大量的水痘病毒，说话、咳嗽、打喷嚏时，把病毒散布在空气中，没有得过水痘的孩子吸进呼吸道就可能被传染，这是主要的传播途径。另外也可以接触传染，患儿口腔黏膜的破溃或者疱疹的破溃处，都可以向外排出病毒，没有出过水痘的宝宝，只要接触了被水痘病毒污染的食品、玩具、被褥及毛巾等用品，也有可能得病。

◆得了水痘有哪些表现

水痘起病时，可出现发热、咽痛、鼻塞、流涕等表现，经过几小时或一天，皮肤上出现皮疹，有些病人没有上述症状直接出现皮疹，皮疹先出现在躯干和头部，逐渐蔓延至四肢。开始出的为红色小丘疹，经1～2 天后变成椭圆形、绿豆大小的水疱，水疱周围呈淡红色，3～4 天后疱疹变干，中心凹陷，然后结痂，痂皮1～3 周脱落。因皮疹是在发病后陆续出现的，因此在患儿的全身可同时见到丘疹、疱疹、痂皮存在。

◆得了水痘有哪些危险

水痘是一种比较常见的自限性疾病，年长一些的家长都得过，大多数病人会很快痊愈，不留后遗症。但体弱小儿或得病后护理不当也可能发生并发症。有的家长错误地认为水痘出得越多越好(其实水痘出多出少都会形成免疫力)，因而一味地给宝宝吃发疹的药，会导致全身水痘密集，使病情加重。继发皮肤的细菌感染，导致败血症等。水痘肺炎主要发生在免疫缺陷的宝宝和新生儿中，其他儿童很少见。极少数水痘患者合并脑炎，如果病程中出现了热退后再次发热，头痛、呕吐，甚至惊厥，就可能是合并了脑炎，应及时就医。极少数患儿会留下后遗症如失明、语言障碍、运动功能障碍等。

◆得了水痘怎么处理

水痘无特殊药物治疗，无并发症时只需一般治疗和对症处理。发热时要让病宝宝卧床休息，对症降温。加强护理，如勤换内衣，剪短指甲，戴手套以防止抓伤和继发感染等。因为，一旦继发细菌感染，就有可能会留下瘢痕。保持空气流通，供给足够水分和易消化食物。皮肤瘙痒可局部使用炉甘石洗剂，必要时可给予少量镇静药。继发感染时，可口服抗菌药物治疗。

宝宝一经确诊水痘就不能再跟其他小朋友一起玩儿了，一直到皮疹全部结痂为止。

24. 手足口病

◆手足口病是怎么回事

很多家长谈手足口病色变，其实大可不必，手足口病是由肠道病毒感染引起的一种常见的传染病，绝大多数为轻型病例，预后良好，有自限性。

顾名思义，手足口病就是以手、脚及口腔等部位的皮肤黏膜的疱疹和溃疡为主要表现，个别患儿病情进展迅速，可出现死亡。

◆手足口病是怎么得的

可以引起手足口病的肠道病毒有很多型别，且在自然界中广泛存在。可通过被污染的食物、水等传播，也可以通过患病宝宝的呼吸道分泌物传播。尤其是幼儿园等宝宝多的地方，通过宝宝共同接触的玩具、衣物等传播。没有得过手足口病的人，在接触生病的宝宝后都可能患病，而且得过一次的宝宝还可能得第二次，因为引起手足口病的病毒型别很多，每种型别之间没有交叉免疫。

◆手足口病有哪些表现

得了手足口病的宝宝，病初可表现为发热，部分患儿可有咳嗽、流涕、精神萎靡、食欲缺乏等症状，同时手、足及口腔可出现斑丘疹和疱疹，手臂、腿部及臀部也可出现皮疹，但身上很少出现皮疹。皮疹周围有红晕，疱疹呈圆形或椭圆形凸起，疱疹内可有浑浊液体；口腔黏膜内的疱疹可破溃成溃疡，疼痛明显。皮疹于5～7天后自然消退，不会遗留瘢痕或色素沉着。口腔的溃疡也多于1周左右自愈。

◆需要当机立断去医院吗

宝宝小于3岁，高热不退；或虽体温不高但精神差，出现呕吐、四肢无力、肌阵挛、抽搐，呼吸、心率加快，出冷汗，手、脚冰凉。宝宝在家如果出现了这些表现，就有可能在短期内发展为危重病例，应及时到医院就诊，以免耽误病情，发生危险。

◆得了手足口病应该怎么办

目前手足口病无特效治疗，无并发症时以支持治疗和对症治疗为主，主要是休息、护理。高热时给予药物及物理降温处理。注意预防继发细菌感染。

宝宝得了手足口病，就不能再去幼儿园了，一般 2 周左右痊愈才能去幼儿园。

做好儿童本身、家庭及幼儿园（小学）的卫生是预防本病的关键。健康的宝宝在手足口病流行期间要避免到人多拥挤的场所，勤洗手，注意保持家庭环境卫生，屋子要经常通风，多饮水，多锻炼，适当增减衣物，避免被传染。

25. 猩红热

◆什么是猩红热

猩红热是由一种特殊的细菌感染引起的急性呼吸道传染病。这种细菌的名字叫 A 族乙型溶血性链球菌，这个病多发生于冬春季。2～8 岁的宝宝容易得。年龄小的儿童防御功能不够健全，抵抗力低，一旦有细菌入侵，就容易发病。

◆猩红热是怎么得的

导致猩红热的细菌主要寄生在患儿的上呼吸道，患儿的鼻咽分泌物中含有大量细菌，当说话、咳嗽、打喷嚏时随飞沫散布到空气中，健康的孩子吸入带有细菌的空气，就有可能被感染。

另外，接触或使用了被患儿污染过的食物、被褥、玩具等也能被传染，但这种间接传染比较少见。

◆得了猩红热有哪些表现

猩红热有轻有重，有的患儿症状很轻，往往被人们忽略，直到患儿出现脱屑时，才知道得了猩红热。轻症患儿体温稍有增高，嗓子有点儿痛，皮疹也很轻，甚至看不出来，常常被误诊为感冒。

一般来说，猩红热起病都很急，突然高热，体温在38℃～39℃之间，患儿嗓子痛，不敢咽东西，并伴有恶心、呕吐及全身不舒服等症状。多数患儿在发热第二天或更短时间出皮疹，皮疹是鲜红色的，有些像"鸡皮疙瘩"，突出皮肤表面，用手摸时感觉很粗糙。用手按压皮疹，红色暂时消退，松手后数秒钟，皮肤才恢复红色。皮疹从脖子和胸部开始出现，在数小时内蔓延到全身及四肢，约1天内疹子就出齐了。脸上一般没有疹子，仅呈红色，但在口唇周围及鼻尖不发红，而显得苍白，被称为"口周苍白圈"。此外，舌头也变得特别红，而且舌乳头红肿，很像鲜红的杨梅，我们又叫它"杨梅舌"，在皮肤皱褶处，如腋下、手腕、肘部、腹股沟部，皮疹密集，形成红线状疹，医学上叫"帕氏线"，这些都是猩红热的特殊症状。

疹子一般出3～5天后逐渐消退，接着会有不同程度的脱皮，有的像米糠样脱屑，有的是大片脱皮，一般2～4周脱完。

◆得了猩红热有哪些危险

如果患儿得了猩红热后高热不退，体温40℃以上，同时出现头痛、呕吐等症状，可能得了中毒型猩红热。此时，必须及时治疗，否则会有生命危险。

如果患儿出现心慌气短、疲乏无力、脉搏加快，甚至呼吸困难，有可能并发了心肌炎。

如果患儿体温一直不退，颌下淋巴结红、肿、热、痛，可能并发了颌下蜂窝织炎。

如果在发病2～3周期间，出现了浓茶色尿，腰痛或全身水肿，可能并发了肾炎。

如果出现了这些问题，家长应带患儿及时就医。

◆怎样治疗猩红热

因为猩红热是明确的细菌感染，所以必须应用抗生素治疗。首选青霉素，但由于青霉素需要做皮试，而猩红热本身又有皮肤潮红，有时会影响对皮试结果的判断，所以也可以用头孢类抗生素治疗，口服或静脉用药不应少于7天。如果有并发症出现，就应对症治疗。

◆怎样才能不得猩红热

猩红热是传染性很强的呼吸道传染病，对孩子有一定危害，家长要做好预防。对接触过猩红热患儿的孩子，可以进行药物预防，并注意观察体温变化及是否有嗓子痛等症状，以便做到早期发现，早期治疗。尽量避免到人多、拥挤的公共场所，多到空气新鲜的户外活动，多晒太阳，增加机体防御功能。还要培养孩子良好的卫生习惯，锻炼身体，增强体质，防御疾病。

26. 流行性脑脊髓膜炎

◆“流脑”是怎么回事

一提起脑炎，家长分外紧张。确实，多数脑炎都比较重，但有些脑炎可以预防，如果诊断治疗及时，预后很好，所以家长要知道怎样预防和及时发现。脑炎分很多种，其中大家常说的“流脑”即流行性脑脊髓膜炎，是由脑膜炎球菌感染引起的一种急性呼吸道传染病，也是小儿最常见的细菌性脑膜炎。主要发生在冬春季。

◆“流脑”是怎么得的

在“流脑”患儿或健康带菌者(带有细菌,但没发病,自己不知道)的鼻咽部,都有这个细菌,在他们说话、咳嗽、打喷嚏时,细菌被散布在空气中,再随空气进入到周围人的鼻咽腔中,如果这个人抵抗力低,细菌就会在体内生长繁殖,引发疾病。

◆得了“流脑”有哪些表现

“流脑”初期的表现跟一般的呼吸道感染的症状差不多。随着病情的加重,孩子会出现剧烈头痛、颈后痛及像喷射一样的呕吐,孩子表情淡漠、嗜睡或烦躁不安,甚至抽搐、昏迷。婴儿得“流脑”后,囟门突出,眼睛发直,不吃奶,尖声哭叫。全身出现出血点,出血点多在病后 1～2 天内出现,分布在躯干、四肢,尤其臀部及下肢等受压部位多见。开始出血点分散分布,随着病情的进展出血点迅速融合,形成大小不等的瘀斑,甚至呈大片出现。出血点早期为鲜红色,继而变成暗红色或深紫色,严重者会出现大片坏死。有经验的人总结“流脑”皮疹特点是“三不”——即大小不一,多少不等,边缘不整。

◆得了“流脑”有哪些危险

“流脑”是很严重的传染病,如果孩子发热,且身上出现出血点,应及时就医。如果体温高热不退,神志不清,且出血点迅速融合成瘀斑或大片状,有可能是“流脑”的暴发型,此型起病急骤,病势凶险,发展迅速,多在 24 小时之内出现呼吸循环衰竭。对此类患儿要紧急抢救,分秒必争,因为治疗抢救稍有延误，就会危及患儿生命。

◆怎样治疗“流脑”

“流脑”是由脑膜炎球菌感染引起的，这种细菌对抗生素很敏感，所以早期、及时的治疗效果还是非常好的，大多数患儿不会留有后遗症。关键是家长和医生都要认识这个病，做到早发现、早治疗。患儿被诊断“流脑”以后，不论病情轻重，都应及时到医院住院治疗。现在常用的抗生素仍然是青霉素和头孢类药物。

◆有哪些护理“流脑”的方法

孩子确诊为“流脑”以后，要进行呼吸道隔离，从发病起不得少于 7 天，在此期间不要与健康儿童接触，护理与探视患儿均要戴口罩，患儿居住的环境要安静，空气要流通。患儿需卧床休息，即便是恢复期也不应过早、过多的活动。

要注意患儿饮食及营养的供给，轻者可以吃营养丰富的流食或半流食，宜少量多次，以避免呕吐。重症需静脉营养支持。另外，还应注意保持口腔、皮肤清洁。注意观察患儿的精神状态、面色和呼吸的情况，经常检查出血点有无增加与扩大。

◆怎样预防“流脑”

“流脑”是呼吸道传染病，已经有预防的疫苗，可以对 6 个月到 14 岁的孩子进行预防接种。在“流脑”流行季节不要带孩子到公共场所，对跟有病的孩子密切接触的人，应给与药物预防。另外，平时应注意常晒衣物、被褥，多开窗通风，多进行户外活动，增强体质，预防“流脑”。

27. 病毒性脑炎

◆病毒性脑炎都很重吗

病毒性脑炎是由各种病毒感染引起的中枢神经系统疾病，临床表现多种多样，各年龄均有发病，无明显地域性或季节性，预后也千差万别，轻者1～2周恢复。例如，临床常见的流行性腮腺炎脑炎，重者可持续数周或数月；单纯疱疹病毒脑炎等，甚至致死或致残，这取决于脑膜或脑实质受累的程度。

◆病毒性脑炎早期症状有哪些

患儿早期可表现为发热、头痛、上呼吸道感染症状、精神萎靡、嗜睡、恶心、呕吐、腹痛、肌痛等。随后可出现昏迷、惊厥等，亦可出现精神异常，表现为兴奋多语、烦躁、哭笑无常、失眠、行为异常、幻视、幻听，或表情淡漠、缄默不语、活动减少、不吃、定向力差、记忆力减退、大小便失禁等。伴随症状在脑炎发病之前或同时伴有相应病毒感染的症状。如单纯疱疹病毒脑炎可有口唇或角膜疱疹，肠道病毒脑炎可有心肌炎和不同类型的皮疹，腮腺炎脑炎可伴有腮腺肿大等。

◆怎样治疗病毒性脑炎

病毒性脑炎至今尚无特效治疗，以对症处理和支持疗法为主。密切观察病情变化，加强护理，保证营养供给，维持水电解质平衡。对症物理或药物降温。绝大部分病毒性脑炎需住院治疗。

◆得了病毒性脑炎一定会傻吗

大部分病毒性脑炎会在1～2周内康复，部分患儿病程较长，重症患儿可留下不同程度的后遗症，如肢体瘫痪、癫痫、智力低下、失语、失明等，肠道病毒脑炎和腮腺炎病毒脑炎预后较好。

◆脑炎与脑膜炎是一回事吗

脑炎和脑膜炎是两种性质不同的疾病，二者之间有许多不同之处。

首先，感染源和病变部位不同：脑炎多为病毒（其病毒的种类很多）感染，是脑实质组织受到损害后出现的病变；脑膜炎多为细菌（可以是多种化脓性细菌）感染所致的脑膜部位的炎症。不过，部分病毒性脑炎的病儿同时有脑膜的病理变化。

其次，表现不同：虽然脑炎和脑膜炎都是中枢神经系统感染的疾患，其临床症状有一些相似之处。但是，脑实质组织受到损害的脑炎，多会出现定位症状，即身体某部位出现麻痹或瘫痪，病后留下的后遗症也较多；而脑膜炎的病儿，则以脑膜症状为主，如前囟门饱满、剧烈的头痛、喷射性呕吐、颈部发硬、发挺等颅内压力增高的表现。当脑炎合并有脑膜炎时，也会同时出现脑膜症状。

还有就是治疗方法不同：脑炎和脑膜炎除上述不同外，化验检查的结果不同，医生会根据化验结果选择不同的药物，并评估病情，判断预后。

28. 流行性腮腺炎

◆什么是腮腺炎

流行性腮腺炎是由腮腺炎病毒引起的一种急性呼吸道传染病。一般好发于学龄期儿童。以双侧腮腺肿大为主要表现，部分患儿可以伴有颌下腺肿大。有些患儿可以伴有发热，头痛，腹痛，睾丸肿痛。

◆腮腺肿都是腮腺炎吗

宝宝出现腮腺肿大可能得了腮腺炎，也可能是腮腺附近的淋巴结肿大，所以发现宝宝腮腺肿大，最好到医院看病，由医生根据病情来诊断，必要时可以给宝宝做个 B 超检查以明确诊断。

◆病毒性腮腺炎有传染性，需要隔离多长时间才能上学

腮腺炎分病毒性腮腺炎和化脓性腮腺炎两种。病毒性腮腺炎就是我们常说的流行性腮腺炎，俗称“痄腮”，具有传染性。可传染给没得过病毒性腮腺炎或没接种流行性腮腺炎疫苗的孩子。一般需要隔离到腮肿消失为止。

◆腮腺炎有并发症吗，需要住院治疗吗，得了腮腺炎要注意什么

流行性腮腺炎并发症较多，常见的有脑膜炎，男孩可合并睾丸炎，女孩可合并卵巢炎，还可能合并胰腺炎，心肌炎等。孩子得了腮腺炎要注意休息，多饮水，不要进食酸辣等刺激性食物。一般不需要住院治疗，当出现头痛、呕吐腹痛、睾丸肿痛的情况，可能出现了并发症，一定要及时看病，如病情严重可到传染病医院住院治疗。

◆腮腺炎会得第二次吗，如何保护孩子不得腮腺炎

一般流行性腮腺炎是终生免疫不会得第二次，

但化脓性腮腺炎可得第二次，甚至更多次。所以，当再次出现腮腺肿大一般要注意是其他原因而不是流行性腮腺炎。这种情况一般不再具有传染性了，待孩子病情好转可以上学，不必再隔离。孩子接种腮腺炎疫苗可有效保护孩子，使他远离流行性腮腺炎。对于化脓性腮腺炎的孩子要注意口腔卫生，注意刷牙漱口，防止细菌进入腮腺引起炎症。

29. 传染性单核细胞增多症

◆传染性单核细胞增多症是怎么回事

传染性单核细胞增多症是由 EB 病毒感染所致的急性感染性疾病。一般孩子会有发热，咽峡炎，淋巴结肿大，肝脾肿大，部分孩子伴有皮疹。血常规白细胞正常或减低，淋巴细胞增多，并出现异常淋巴细胞。约 50%的孩子会在 5 岁以前获得感染，其中大多数是隐形感染，出现临床症状的称为传染性单核细胞增多症。

◆传染性单核细胞增多症是否为很严重的病

传染性单核细胞增多症为自限性疾病。得了传染性单核细胞增多症的孩子如果无并发症一般恢复较好，通常 1～2 周恢复，但也可反复。少数孩子恢复缓慢，如低热，淋巴结肿大，乏力可持续数周甚至数月之久。

◆宝宝是怎么得的传染性单核细胞增多症

传染性单核细胞增多症为 EB 病毒感染，经密切接触患者口腔唾液而感染，输血及粪便也为传染源之一。宝宝可能接触了病人或其分泌物而感染了

EB病毒引起。

◆传染性单核细胞增多症是否好治疗

急性期应卧床休息，加强护理，避免发生严重并发症。一般不使用抗生素治疗，除非合并细菌感染。通常使用抗病毒治疗，对免疫功能低下的孩子可使用免疫调节剂治疗。

◆传染性单核细胞增多症是否有后遗症

传染性单核细胞增多症通常没有后遗症，但如果感染迁延不愈，称为慢性活动性 EB 病毒感染。该病可能导致恶性肿瘤，病毒性嗜血细胞综合征等严重疾病，影响孩子健康。

30. 结核病

◆什么是结核病，结核病就是肺结核吗

结核病是由结核杆菌引起的慢性传染病，全身各个器官都可累及。在我国仍是一个常见疾病。结核病是总称，肺结核是结核病的一种常见类型。

◆怎样能保护宝宝不得结核病

我国出生新生儿都会进行卡介苗接种，而且在生后 3 个月会对接种效果进行检查。要想保护孩子不得结核病，首先应该按照国家规定接种卡介苗，并且在生后尽量不接触结核病人，增强宝宝的体质尽量少去人多空气质量差的地方。

◆什么是结核感染，结核感染是否需要治疗

结核菌素试验阳性，而全身找不到明确的结核病灶，就有可能是结核感染。它可以有或无结核中毒症状，如发热、盗汗、疲乏、食欲缺乏及消瘦等。

(1)需要预防性治疗的情况：①3岁以下婴幼儿。②近期结核菌素试验阳性。③有结核中毒症状者。④近期患急性传染病。⑤应用激素治疗其他疾病时。

(2)可考虑预防性治疗的情况：①结核菌素试验呈强阳性反应，尤其是女孩。②结核菌素试验一般阳性，但有密切与活动性肺结核病人接触者。如果宝宝出现上述情况应该考虑预防性治疗。

◆孩子与结核病人接触了一定会得结核病吗

与结核病人接触不一定就会得结核病。首先要看孩子是否接种过卡介苗，孩子当时的免疫功能如何，是否为小婴儿，所接触的病人是否为开放性肺结核病人。不管怎样，对与结核病人有密切接触的孩子要注意其有无乏力、多汗、发热等结核感染的表现。必要时可到医院做相关检查除外结核病。

31. 上呼吸道感染

为什么宝宝发热没有咳嗽、流鼻涕，大夫说是上呼吸道感染

文文6岁，突然发热，不咳嗽、不流鼻涕，妈妈回忆这几天文文也没有着凉，不知为什么突然发热了。妈妈赶紧带文文去医院，大夫给文文听了心肺，看了嗓子，又查了血，诊断是上呼吸道感染，让回家吃药休息(图13)。妈妈很奇怪，为什么不咳嗽不流鼻涕就是上呼吸道感染?

上呼吸道是指呼吸道喉以上的部分，包括鼻、

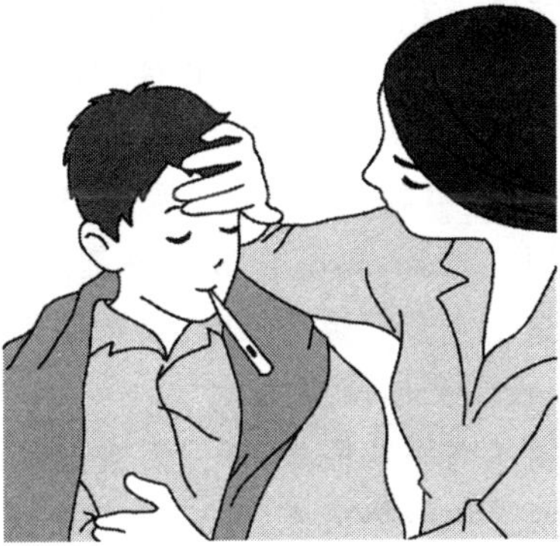

图 13　文文发热了

咽、扁桃体、喉，出现红肿等感染的表现就称为上呼吸道感染，常简称上感，检查心肺都正常，是小儿时期常见的疾病。根据查体发现感染的部位不同，可有急性咽炎、急性扁桃体炎等。根据病原的不同，症状可以不同，可能有鼻塞、咳嗽、嗓子痛、流鼻涕，由病毒引起的常常只表现高热，没有其他症状。

◆宝宝得了上呼吸道感染，在家和就诊过程中应该注意什么

宝宝得了上呼吸道感染，要让宝宝充分休息，多饮水。饮水不仅可以对咽部的病毒、细菌起到冲刷作用，还可及时补充因为出汗丢失的水分，以喝白开水为主。可适当加些新鲜的纯果汁，不要喝太多的甜饮料。饮食上以清淡的流质半流质食物为主，配合一些蔬菜类，不要吃油腻和刺激性的食物。宝宝生病时食欲和食量都会下降，不要强求宝宝吃太多东西。室内空气要保持新鲜，每天通风，如果有条件，通风时最好

把宝宝换到另一个房间，不要直吹宝宝。房间应该保持一定的湿度，如果气候干燥，可使用加湿器。

流鼻涕、打喷嚏、流泪等称为卡他症状，如果卡他症状较严重，可以服用一些缓解症状的西药，让宝宝感觉舒服一点儿，再配合清热解毒的中成药。给宝宝尤其是小宝宝们擦鼻涕时，要选用柔软的纸，动作要轻柔，否则会损伤皮肤。

宝宝发热时不要慌张，即使要去医院看病，在家或路上也要采取退热措施，穿衣要适中，按平时厚度就可以，不必多穿。如果去医院就诊，最好带好备用衣服，以备宝宝出汗时更换。医院的室内温度一般都比较高，进入室内后要及时给宝宝脱掉外套。

出现发热不一定意味着需要服用抗生素，最好到医院看病，化验血常规，按照医生的指导用药。有经验的医生会根据发热出现的时间、几项化验指标的综合分析，临床表现和当年的流行趋势来判断是否使用抗生素和使用哪一类抗生素，听医生的建议是对宝宝最好的治疗。不要因为着急让宝宝退热要求使用抗生素，也不要看到白细胞正常就坚持不使用抗生素。

有时第一次看病时没有使用抗生素，医生会嘱咐什么情况需要复查血常规或再次就诊，看病过程中一定要认真听医生讲的注意事项，免得服药不正确或者病情有变化没及时复诊。陪同看病的家长最好分工，由一个人专门负责叙述病情和跟医生沟通，别的人负责照顾宝宝和携带衣物，做到忙而不乱。去医院之前最好能把家里现有的药物写一个清单或带着药盒，医生开药时出示，以免重复开药或回家才发现需要的药没开。

◆吃了退热药体温还是不退用去医院吗

小孩比成年人容易出现发热，而且温度常常会很高。上呼吸道感染，尤其病毒感染引起的，常常只有发热的症状，体温短时间上升到39℃～40℃，看起来比较凶险，实际这是疾病的一个过程，首先是积极退热，吃了退热药体温还是不退可以采用一些物理降温的方法，如酒精擦浴或洗温水澡。退热药仅仅是一个用于退热的对症措施，不能控制疾病发展，所以药物作用时间过去以后体温还会再升上来，如果宝宝精神状态还可以，没有新的症状出现，不必急于去医院，即使还没有到下次用药时间，因为家里条件比较方便，能更好地采取物理降温的方法，便于给宝宝更换衣服，补充水分，让宝宝很好休息，也可以避免多次去医院引起交叉感染。

◆感冒和流感是不是一回事

普通感冒起病快，有嗓子痛，喷嚏，鼻塞，流鼻涕。部分宝宝伴有发热，乏力。如果出现咽痛称为咽炎或咽峡炎。感冒和流感不同。流行性感冒常有流行病学史，起病急，全身症状重，高热，全身酸痛，眼结膜症状明显，但鼻咽部症状较轻。相对来讲流感病情重一些。

◆宝宝得了感冒不治疗会引起其他病吗

一般感冒不会引起并发症，但流行性感冒病情较重时可能会引起其他脏器损伤，需要医生根据病情做出诊断。所以，如果宝宝病情较重应及时就诊，由医生根据具体病情决定治疗方法。

◆宝宝呼吸道疾病有什么特点

儿童容易患感染性疾病，最常见的是呼吸道疾病，感冒、咽炎、扁桃体炎和气管炎都是呼吸道的疾病，宝宝生病后比成年人更容易出现发热，宝宝抵御感染的能力差，病情容易进展。

◆怎样预防呼吸道疾病

幼儿园或学校这种宝宝比较密集的地方要注意通风、消毒，应该给宝宝多喝水，让宝宝适当进行户外活动，增强呼吸道的抵抗力。在呼吸道疾病多发的季节，如冬春季；家长与宝宝不要过于密切接触，如下班一到家就抱着宝宝亲，因为成年人抵抗力强，呼吸道的黏膜可以带病毒细菌，但是没有症状，宝宝抵抗力差，接触到病毒细菌就会生病。

◆孩子最近总是感冒发热，是免疫缺陷吗

有些宝宝得了一次感冒或者气管炎后的一段时间内，会频繁感冒发热，每次治疗 1 周左右病好了，妈妈刚松一口气，宝宝又咳嗽了，2～3 天后又发热了，搞得妈妈几乎崩溃，紧张得每天把宝宝捂得严严的，不让出门，可是宝宝并不争气，过 2～3 周又病了，宝宝是不是免疫缺陷呢？

人的免疫功能分为细胞免疫和体液免疫，就像边防军，共同管理着身体的边境线，防止敌人入侵。当某一次生病，边防军一起反击敌人，可能有一定伤亡，需要一定时间的休养和调整才能恢复到正常状态。这段时间就是宝宝身体抵抗力比较薄弱的时期，这时候接触病原，就会比平时更容易患病。再次患病对宝

宝的边防部队又是一次打击，本来薄弱的部队力量又被削减，再接触病原又会生病，如此往复，就会出现反复发热感冒。这并不代表宝宝是免疫缺陷，只是一段时间内的免疫功能减低，尽量避免病原接触，不要带宝宝到商场、超市这类人口密集又不通风的地方，适当户外活动，合理饮食，加强营养，提高身体的抵抗力，帮宝宝度过这段特殊时期，走出恶性循环，宝宝就会恢复健康。感染反复频率比较高，持续时间长的宝宝也可以适当应用一些口服的免疫调节剂。

患有严重的或者先天的免疫缺陷的宝宝自生后就开始生病，可能有肛周脓肿、中耳炎、肺炎、腹泻等，反复发生，每次治疗都非常困难，甚至出现生命危险。如果宝宝有这种情况，医生会及时给宝宝抽血查免疫功能，有一部分先天免疫功能缺陷是可以治疗的。

32. 化脓性扁桃体炎

◆宝宝嗓子化脓，吃了消炎药还是高热不退是什么原因

扁桃体是上呼吸道的一部分，当咽部充血，扁桃体肿大，上面覆着白色脓点或脓苔，化验血常规白细胞增高，白细胞分类中性粒细胞增高，即诊断为化脓性扁桃体炎。化脓性扁桃体炎是由细菌感染引起的炎症，高热是身体对炎症的一种反应，需要青霉素或头孢类的抗生素治疗，因为清除细菌需要一个过程，所以吃了消炎药不一定很快退热，甚至需要静脉输抗生素，往往需要3～5天的时间。

◆化脓性扁桃体炎需要用多久抗生素

一般情况需要7天左右，用药3天左右体温可能不那么高了，完全退热需要5天左右，有时体温正常了嗓子还有脓点，说明细菌还没完全清除干净，不能急于停用抗生素。

◆反复得化脓性扁桃体炎一定需要手术吗

扁桃体是免疫器官，是呼吸道的门户和屏障，宝宝反复患化脓性扁桃体炎不建议过于积极选择手术切除。首先要寻找反复发病的原因，一部分宝宝是因为抗生素疗程不足，家长因为担心抗生素的不良反应，体温刚刚下降就仓促停药。其实，足疗程彻底治疗就可以解决。一般对反复患化脓性扁桃体炎的患儿，医生都会做“抗链O”的检查，这是一项针对链球菌的抗体的检查，如果“抗链O”增高，说明是链球菌感染引起的化脓性扁桃体炎，除了应用抗生素控制急性期的炎症外，还要每月肌内注射长效青霉素抑制链球菌的活动，预防扁桃体反复化脓发作。平时注意多饮水，多吃水果，锻炼身体可以提高自身抵抗力减少反复发作的频率。每晚坚持用淡盐水漱嗓子也是预防的有效措施。如果上述措施确实不能控制化脓性扁桃体炎反复发作，每月反复一次或以上，则需要抽血检查免疫功能正常后才会考虑手术。

◆宝宝嗓子有脓，用头孢类药物治疗很长时间了还是反复发热怎么办

盈盈7岁了，从小很少生病，这次发热可把妈妈折磨坏了。在医院医生检查后说，扁桃体上面有黄白

色的脓苔，是扁桃体化脓了，盈盈害怕医院，坚决不查血，医生说已经化脓了就输液吧。可是输了 3 天体温一点儿没有退的意思，脖子的淋巴结都肿了，医生说扁桃体化脓可能好得慢一些，最好还是查个血常规再看看情况，妈妈心疼盈盈，就说既然好得慢，还是再输 2 天吧。5 天过去了，盈盈还是发热，这次是盈盈主动要求妈妈跟医生说查血常规，结果出来了，医生说这不是一般的化脓，是一种特殊的病毒感染，让妈妈带盈盈去大医院，看看是不是要住院。妈妈一下懵了，怎么一个扁桃体化脓就变成了这样……

我们前面讲了化脓性扁桃体炎是细菌感染引起的，用抗生素有效。有少部分情况，扁桃体会出现脓性分泌物，但不是一般的细菌感染引起的，是一种叫做 EB 病毒的感染所致。EB 病毒感染可以有高热，咽部有黄白色分泌物，查血常规白细胞升高，但白细胞分类与细菌性感染不同，EB 病毒感染引起淋巴细胞增高，显微镜下可以见到异常形态的淋巴细胞，我们在报告单上会看到"异淋"的字样。治疗需要抗病毒药物。虽然 EB 病毒感染在儿童比化脓性扁桃体炎少见，但为了避免误诊，宝宝发热，嗓子有脓，应常规检查血常规。

33. 疱疹性口炎

◆疱疹性口炎是怎么回事

疱疹性口炎是由单纯疱疹病毒Ⅰ型引起的急性口腔黏膜感染。主要经过呼吸道，消化道与皮肤黏膜直接感染。疱疹最好发于口唇及临近口周皮肤和口腔黏膜处，呈散在或成丛的小水疱，周围有红边。初起时发痒，随后有痛感，水疱很快破溃，形成浅溃疡。全身症状或轻或重，颈部或颌下淋巴结可见肿大。多见于6个月到5岁儿童，有自限性。

◆宝宝嘴里起疱，但身上没有，是不是得了手足口病

宝宝得了疱疹性口炎而不是手足口病。疱疹性口炎一般由单纯疱疹病毒引起，疱疹最好发于口唇及临近口周皮肤和口腔黏膜处，手足臀部不伴有皮疹。手足口病是由肠道病毒引起的传染病。大多由柯萨奇病毒A16型和肠道病毒71型引起，以发热口腔溃疡和疱疹为特征。除了口腔有疱疹外，手掌和足底常见疱疹，部分宝宝臀部也可出现疱疹。如果仅在口腔起了疱疹而身上其他部位没有，就不是手足口病。但这两个病在早期不易区分，所以对咽部有疱疹的宝宝一定注意手足和臀部是否出现疱疹。一旦出现手足或臀部疱疹，就很可能得了手足口病，故一定要及时就医以免耽误宝宝的治疗。

◆疱疹性口炎多长时间能好

疱疹性口炎一般病程7～10天。

◆我的宝宝得了疱疹性口炎不能吃饭怎么办

宝宝得了疱疹性口炎时，因为咽部有疱疹，自觉疼痛，所以不愿进食。这时可适当喂些易消化的流食半流食。在口腔咽部喷口腔炎喷雾剂以缓解咽部疼痛，加强护理，做好口腔卫生，待1周后病情好转就可逐渐恢复正常饮食。

34. 喉　炎

◆嗓子哑了出不了声是否需要马上去医院

2岁的明明有些咳嗽,妈妈给他吃了止咳药,中午睡一觉突然嗓子哑了,出不了声音。爸爸出差了,要不要带明明去医院呢?妈妈打电话给同事,同事说:"一定赶快去医院,那是得了喉炎,我家宝宝得两次了,医生说不及时治疗会有危险的。"妈妈赶快收拾东西带明明去医院……为什么同事会这么说呢?

急性喉炎是喉部发炎,宝宝喉部黏膜组织松弛,黏膜淋巴管丰富,一旦发炎容易引起水肿。因为宝宝喉腔比成年人狭窄,喉部水肿后常阻塞喉腔,引起呼吸不畅,严重的可能窒息。宝宝嗓子出不了声音是喉炎的一种表现,所以要及时去医院。

◆宝宝咳嗽像小狗叫是得了什么病

宝宝咳嗽"空空"的,像小狗叫,就是得了急性喉炎。我们会看到医生在病历上记录"犬吠样咳",这是对典型喉炎的描述。急性喉炎初期症状跟普通的上呼吸道感染一样,很快出现声音嘶哑,犬吠样咳,喉头炎症严重发展到喉头水肿,宝宝会在睡眠中憋醒,烦躁,呼吸不畅,应该及时去医院,不要因为发热不太厉害或夜间嫌麻烦而延误治疗。

◆为什么得了喉炎要用激素,对身体有害吗

急性喉炎应用激素是为了减轻喉头水肿,防止引起窒息。大剂量长期使用激素会影响代谢,有明显的不良反应。治疗急性喉炎一般短时间用激素,不超过1

周，症状缓解后很快就停药了，不会对身体有害。

◆雾化起什么作用，宝宝不配合一直哭闹，做了还有用吗

超声雾化是在雾化器中加入激素类药物，通过雾化机将药物变为气体，宝宝通过呼吸把药吸进呼吸道，在局部起作用，能迅速缓解喉头水肿，见效快，是治疗急性喉炎的基本手段。一次雾化大概需要十几分钟时间，小年龄宝宝常常不配合，一直哭闹，只要把雾化用的面罩对准宝宝的口鼻，尽量让宝宝吸入药物还是有效的，家长不要轻易放弃给宝宝做雾化。但是，大声哭闹不利于喉炎恢复，家长最好能想一些办法，分散宝宝注意力，尽量让宝宝安静下来。

35. 支气管炎和毛细支气管炎

◆宝宝发热、喘气有呼噜声，医生说得了支气管炎，怎么治疗

支气管炎是指肺部较大的气道(即支气管)出现感染。当宝宝出现嗓子痛、流鼻涕、咳嗽等上呼吸道感染时，引起这些症状的病原(病毒或细菌)可能会扩散到支气管。一旦这些病原进入支气管，管腔肿胀发炎，有些地方可能会充塞黏液。宝宝可能发热、喘气时听到嗓子有呼噜声，有的宝宝痰比较多，在宝宝的后背就能听到呼噜呼噜像煮开水的声音，到医院检查医生会告诉妈妈，宝宝得了支气管炎。

治疗支气管炎要根据引起炎症的病原用药，医生需要检查血常规初步判断是细菌、病毒或支原体等，对因下药。还要用一些止咳化痰的药物，咳嗽比较频、繁痰不多的情况会用一些镇咳药，痰多时用一些稀化痰液、促进痰液排出的药，再配合一些清热利肺的中成药。止咳药的搭配根据宝宝病情的不同情况选择，不要同类药重复使用几种。止咳药的组合根据药物的作用机制，不能单纯从药物名称上判断两种药是不是同样作用。如果自己到药店买药，可以买一些清肺的中成药，有一些西药的镇咳药也是非处方药，如果自己想在药店买的话最好是购买以前用过，已经了解药物机制的药，避免不正确用药，比如痰液较多时应用中枢镇咳药就不太合适。

家庭护理方面，要给宝宝多喝水，可以煮梨水给宝宝喝，有化痰清火的作用。室内空气保持一定湿度，定期通风。饮食以清淡为主。

◆什么是毛细支气管炎，怎么引起的

毛细支气管炎在2岁以内尤其是6个月以内的小宝宝最多见，一般是由病毒引起的。毛细支气管是气管分支的末端靠近肺泡的部分，它的管腔很细，一旦发炎，黏膜肿胀，痰液阻塞，特别容易引起宝宝呼吸困难。常在上感以后2～3日，宝宝突然喘憋，发热体温不一定很高，咳嗽也不一定很重，哮鸣声有时不用听诊器，只要靠近宝宝就可以听到。因为喘憋，宝宝常常有烦躁不安、哭闹、影响吃奶、喝水，宝宝年龄幼小，喘憋时间长了对心肺功能都有影响，所以要及早到医院看病。

◆宝宝得了毛细支气管炎喘憋严重，为什么医生说不用输液

弯弯8个月了，发热2天，妈妈给她吃了退热

药，精神还好，但突然表现很烦躁，呼哧呼哧喘气，憋得很难受的样子，妈妈赶紧抱着弯弯去了医院。医生给弯弯检查了身体，又查了血，说她得了“毛细支气管炎”，开了药方，让妈妈带弯弯去做雾化。妈妈很着急，宝宝憋得这么厉害，医生为什么说不用输液呢？

毛细支气管炎多数因为病毒感染引起，如果没有合并细菌感染，不必输液治疗，治疗目的主要是减轻呼吸道痉挛，通畅呼吸道，缓解喘憋症状。雾化主要应用的是舒张支气管和化痰的药物，药液经超雾仪变成雾状，通过呼吸进入宝宝的气管而发挥作用，雾化后喘憋症状能很快得到缓解，病情严重的宝宝需要多次雾化治疗。

◆在家怎么护理毛细支气管炎的宝宝

患毛细支气管炎的宝宝呼吸增快、发热都会消耗一定的水分，所以要让宝宝喝足够的水，尽量让宝宝少食多餐。经常拍打宝宝的背部可以帮助宝宝痰液的排出。让宝宝少接触人，可以减少合并其他病原感染的几率。如果宝宝发热超过 38.5℃，及时给宝宝服用退热药。患病的宝宝容易烦躁，要比平时多给宝宝一些安抚，尽量让宝宝安静，减轻喘憋缺氧症状。如果发现宝宝呼吸困难，口唇颜色发暗，要及时到医院就诊。

36. 肺　炎

◆宝宝发热、咳嗽一定是得了肺炎吗

肺是人体的呼吸器官，人有两个肺叶，在胸部的两侧，通过支气管、气管与外界连接。宝宝发热，咳嗽说明宝宝存在呼吸道感染，但不一定是肺炎。可

能是上呼吸道、支气管炎等。肺炎是终末气道、肺泡和肺组织的炎症。从肺炎发生的位置，可以分为大叶肺炎、支气管肺炎、间质肺炎等，从引起肺炎的病原可分为病毒性肺炎，细菌性肺炎、支原体肺炎等。宝宝得肺炎的症状可能与上呼吸道感染、支气管炎类似，也可能是由上呼吸道感染和支气管炎发展到肺炎。当宝宝高热持续时间长，咳嗽加重、精神状态不好或胸痛时，应该及时到医院检查。

◆医生听着不是肺炎还需要拍片子吗

肺部啰音是医生在听诊肺部时发现的，一般比较细小的水泡音是肺炎的表现。但是只有一部分肺炎会出现肺部水泡音，大部分肺炎还要依据胸部影像学的检查，现在医院常用的是胸部 X 线检查。做 X 线检查时宝宝只接触很微量的放射线，但对身体无害。如果医生检查宝宝后认为需要做胸片的检查，妈妈应该配合医生，以免影响诊断，耽误治疗。放射检查必要时才采用，也不要因为担心宝宝有肺炎，太过积极要求医生给宝宝拍胸片。

◆肺炎传染吗

除了国家法定的特殊类型的肺炎，一般肺炎不属于传染病，但是急性肺炎有一定传染性，可以通过空气飞沫传播。在呼吸道感染高发的冬春季，幼儿园、学校这类孩子们比较密集的地方，要注意空气消毒、通风，防止孩子们互相传染。大人患感冒时咽部和口鼻黏膜会有细菌、病毒等存在，通过与宝宝的密切接触可能传播给宝宝，宝宝抵抗力差，可能会发展成肺炎，所以大人感冒时要尽量避免与宝宝的密切接触，必须要照顾宝宝的妈妈需要戴口罩。

◆肺炎会有后遗症吗

大部分急性肺炎及时治疗没有后遗症，一部分比较严重的肺炎可能会有肺不张，通过支气管灌洗也能治愈。只有极少部分重症肺炎，或治疗不及时、不正规的肺炎可能遗留支气管闭塞、肺不张等，影响肺的通气。宝宝得了肺炎不要过度紧张，只要积极配合医生，按时用药，按时复查，是可以痊愈的。

37. 急性胃肠炎

发热伴腹痛，大便有黏液和脓血，这很可能是得了急性肠胃炎，有脓血时很可能是痢疾。病情进展可引起中毒性痢疾会危及宝宝生命，应该尽快去医院化验血常规和大便常规以确诊。

◆宝宝怎么会得急性胃肠炎

急性胃肠炎的病因很多，主要是病从口入，饮食不洁引起的。可能是宝宝吃了不卫生的食物、玩具不卫生、手不干净抓食物或吃手，或是换尿布时污染了其他用品等。

◆得了急性胃肠炎怎么治疗

首先要在医生的指导下合理应用抗生素进行抗感染治疗。居家护理上应注意吃些清淡、少渣、软烂的食物，使孩子的胃肠道能够充分的休息，促进胃肠黏膜修复。如果呕吐、腹痛、腹泻严重，可暂时禁食，待症状缓解后逐渐由流食、半流食逐渐过渡到正常饮食。尽可能将孩子的餐具、玩具进行蒸煮、清洗以达到消毒、去除病原的作用。

38. 轮状病毒肠炎

10个月的宝宝，大便像水一样，每天有十多次，还伴发热，孩子总是哭闹，尿也变得很黄、很少，这可能是什么病呢？

◆宝宝可能得了病毒性腹泻

当6月至2岁的宝宝出现腹泻，大便稀水样，或蛋花汤样，这时首先考虑得了轮状病毒性肠炎。因秋季多发，所以也称为秋季腹泻。此病腹泻次数多，持续时间长，还常伴有发热、呕吐，治疗不及时很容易造成脱水，很危险。要注意的是如果到医院仅做大便常规化验往往发现不了问题，应该进行大便的轮状病毒检测才能诊断。

◆什么是轮状病毒

轮状病毒是2岁以下儿童腹泻的最主要病原体。轮状病毒肠炎好发于6月至2岁婴幼儿，潜伏期多为2～4天，也有数小时内发病的，最长潜伏期大于1周。轮状病毒肠炎有明显的季节性，每年的10月至次年的2月是高发季节，可聚集发病，多经粪-口途径传播，也有经呼吸道传播的报道。

◆得了轮状病毒肠炎怎么办

宝宝得了病家长不要慌乱，要尽早在医生指导下用药，常用药物有蒙脱石散、肠道益生菌、抗轮状病毒免疫球蛋白、补液盐等。家长在家护理时应该注意两方面：首先要预防脱水，腹泻水量越多越要多补水，建议用口服补液盐冲水后随时喝，既能补充水分又能补充孩子营养需要的电解质和糖分；其次要预防新的感染发生，饮食中要严格注意卫生，可补充些稠大米汤，切忌油腻饮食，奶制品可适当减少，必要时可换成去乳糖奶粉。

◆什么情况下必须去医院治疗

当宝宝腹泻越发严重，持续发热，进食差，尿量明显减少，精神弱，没力气，面色差，不爱玩了，或发现宝宝的大便里有黏液、脓血时，提示可能出现脱水或继发其他疾病了。应尽快去医院治疗。

◆轮状病毒肠炎严重吗

不同患儿轮状病毒肠炎轻重程度的差异很大，轻者可能没有异常或仅有轻度腹泻表现，严重者腹泻重，伴高热，可能出现严重的脱水、酸中毒及电解质紊乱等并发症，甚至危及患儿生命。如能够妥善处理相关并发症，轮状病毒肠炎一般3～8天即可逐渐痊愈，多数预后良好。

39. 急性阑尾炎

急性阑尾炎是儿童常见的外科疾病之一。早期诊断并及时行手术治疗是很重要的。

◆为什么宝宝会得急性阑尾炎

这是很多就诊的家长都会问到的问题，其实小儿急性阑尾炎的病因很多，多数与阑尾腔阻塞及细菌感染等因素有关。

◆肚子痛就是阑尾炎吗

肚子痛是小儿急性阑尾炎最多见的症状，起病时多为左上腹部或肚脐周围痛，数小时后逐渐转移到右下腹的阑尾区，同时，还可能伴有恶心、呕吐、发热等症状。宝宝往往对肚子痛的部位、性质表述不清楚，而且，年龄越小，症状也越不典型，容易漏诊和误诊。因此，宝宝出现急性腹痛，持续 6 个小时以上仍然没有缓解，甚至走路、活动受到影响，腹部尤其是右下腹部触之疼痛明显加重，都应该考虑阑尾炎的可能。但其他疾病，如急性胃肠炎、过敏性紫癜、急性坏死性小肠炎等疾病也会出现以上表现。因此，怀疑急性阑尾炎的儿童应及时到儿童专科医院就诊，必要时做腹部 B 超检查协助诊断。

◆孩子得了急性阑尾炎要注意什么

(1)对疑有急性阑尾炎的患儿，应及时到儿童专科医院就诊，以免漏诊或误诊。

(2)及时行手术切除阑尾是急性阑尾炎治疗的关键。因此，疑有急性阑尾炎的患儿在确诊前不要进食或饮水。可给予输液对症治疗，一方面能够避免阑尾梗阻、感染加重，另一方面，一旦确诊即可立即行手术治疗，不致延误手术时机(全麻手术需禁食水4～6 小时以上)。

(3)急性阑尾炎未经手术治疗，可能造成阑尾腔梗阻，导致慢性炎症，表现为右下腹部间断或持续性疼痛，即慢性阑尾炎。此病亦多见于儿童，确诊后应待患儿急性感染控制后行阑尾切除术。

40. 泌尿系感染

宝宝最近两天排尿的时候总是哭闹，很不舒服似的，还伴有发热，这是怎么回事呢？

◆宝宝很可能是尿路感染

尿路感染常见症状是尿频、尿急、尿痛，但是在小年龄的儿童常常因宝宝不会表达而被家长忽视。如果宝宝不明原因发热，或排尿时表现得很不舒服，尿液浑浊或出现血尿时，可能是尿路发炎了，应去医院做尿液检查，如有白细胞就提示存在尿路感染了。

◆哪些是泌尿系感染的危险因素

(1)尿流不畅、停滞或尿路梗阻：如膀胱输尿管反流、神经源性膀胱等所致膀胱排空受阻，先天性肾发育不全、多囊肾、尿路结石等所致尿流不畅均为泌尿系感染的易感因素。

(2)全身因素：如全身重症感染、危重状态及免疫功能缺陷等所致机体抵抗力降低、对病原体易感性增加，同样是泌尿系感染的高危因素，且易引起上尿路及反复泌尿系感染。

(3)生理特点：男婴包皮过长、女婴尿道口短直及婴儿使用尿布致尿道口受粪便污染均可致局部致病菌逆行引起泌尿系感染。

(4)一些医源性因素：如长期应用抗生素所致菌群失调及留置导尿管等侵入性操作同样容易导致泌尿系感染的发生。

◆如何治疗和护理患尿路感染的宝宝

应在医生指导下应用消炎药物治疗，在家中护理时要注意让孩子多饮水，勤排尿。注意宝宝外阴部的清洁卫生，小婴儿应使用干净尿布，及时更换，大便时注意不要污染尿道口，尽量不穿开裆裤。

◆泌尿系感染能治好吗

这是大多数家长都关心的问题。一般来说，急性泌尿系感染经过合理的抗感染治疗后多数都能够恢复，但应注意复发或再感染的可能性。影响泌尿系感染治疗效果的主要因素包括：是否存在膀胱输尿管反流、膀胱排空功能障碍、泌尿系畸形、结石等所致泌尿系梗阻等泌尿系基础疾病；患儿的全身状态，是否合并严重全身基础疾病或免疫功能缺陷等。

41. 心肌炎

◆心肌炎都有啥表现，得了心肌炎有危险吗

心肌炎表现有轻有重，轻的可无自觉症状，也可有乏力，多汗，心悸，气短，头晕，胸痛，胸闷，面色苍白，腹痛，呕吐，严重可出现抽搐。心电图可有明显异常，心肌酶升高，心脏超声检查心脏可以正常或轻度增大。重症心肌炎病情进展迅速，可很快出现心力衰竭，或心源性休克，有生命危险。

◆反复感冒后很容易得心肌炎吗

心肌炎大部分由感染引起，所以反复感冒可能会得心肌炎，但心肌炎发病率不是很高，反复感染的孩子不一定会得心肌炎。如果孩子有反复感染同时有乏力、精神弱、心慌等心肌炎症状时可以做心电图等检查，看看孩子是否得了心肌炎。

◆孩子反复感冒后查心肌酶高是否是得了心肌炎

心肌炎诊断需要符合以下表现：孩子出现心功

能不全，心源性休克，心电图明显心律失常或 ST-T 改变表现，同时有心肌酶增高或心肌肌钙蛋白阳性。如果仅有心肌酶升高不能诊断心肌炎。

◆治疗心肌炎用什么药物，心肌炎能治好吗

心肌炎一般可以使用磷酸肌酸 1,6 二磷酸果糖，能量合剂等治疗。对于病情危重的患儿可以使用激素或静脉丙种球蛋白治疗，对于暴发性心肌炎如果出现严重房室传导阻滞需要心脏起搏器治疗。得了心肌炎的孩子大多数可以治好，尤其是病情较轻的孩子。即使是病情重的如果及时治疗治愈的可能性也很大。但如果病情过重或治疗不及时就可能会遗留后遗症而影响孩子今后的生活。

42. 川崎病

◆川崎病是什么病，是个很严重的病吗

川崎病是以全身血管炎为主要病变的急性热性发疹性疾病。5 岁以下宝宝易得，一般高热不退可持续 5 天以上，同时伴有眼红，嘴唇干红，颈部肿块，皮疹，手足发硬，肿胀。后期可能出现手指脚趾脱皮。川崎病大部分都能恢复正常，但有少部分宝宝可出现严重心脏并发症而危及生命。

◆川崎病有冠状动脉瘤还能治好吗

川崎病通常能治好。但如果没有正确诊断或治疗时间太晚可能会出现心脏并发症，主要的并发症是冠状动脉损害。如心脏并发症较轻时大多数孩子还是能够恢复健康的。但如果心脏并发症较重，如出现了很大的冠状动脉瘤通常就很难完全恢复，需要长期治疗。所以，当孩子出现川崎病的表现时应该尽早治疗，减少并发症发生。

◆川崎病都需要住院治疗吗，主要需要用哪些药物治疗，应治疗多长时间

川崎病在急性期需要住院治疗。主要用药是阿司匹林，静脉丙种球蛋白，双嘧达莫等药物。如果不出现心脏并发症通常治疗 2～3 个月。但如果出现心脏并发症需要治疗到恢复正常为止。

◆川崎病如果合并了冠状动脉瘤会对孩子产生什么影响

川崎病如果合并的冠状动脉瘤为轻到中等大小，一般能够恢复。如果合并巨大冠状动脉瘤在急性期容易出现冠状动脉内血栓，在后期可能出现冠状动脉闭塞影响心脏功能，需要定期到医院检查治疗。

◆川崎病需要定期复查吗

川崎病如果没有心脏并发症一般复查到病程的 2～3 个月就可以了。如果出现心脏并发症需要定期复查到并发症治愈为止。

43. 中耳炎

◆宝宝感冒了，为什么会说耳朵疼

2 岁的球球这两天感冒了，流鼻涕刚刚好了一点，却一直哭个不停，手不停挥着抓耳朵，嘴里还一直嚷嚷着疼。妈妈没有办法了，带球球去看医生。

结果检查出了中耳炎。妈妈很是疑惑，呼吸道的感染怎么会引起耳朵的问题呢？

◆为什么宝宝容易得中耳炎

宝宝耳朵的结构与成人不同，耳道与咽部连接的咽鼓管的位置是水平的，且较宽、直、短，当宝宝感冒的时候，鼻咽部的细菌或病毒容易通过咽鼓管入侵到中耳，引起急性化脓性中耳炎。

◆什么情况下要注意宝宝是否得了中耳炎

得了中耳炎，孩子会有不同程度的不舒服。爸爸妈妈要多观察。较大的孩子会自己说耳朵疼，小宝宝不会说话，会表现出烦躁、哭闹、睡眠不安、摇头或用手揉耳朵。有的宝宝由于耳朵深部痛，而且在吸吮、吞咽及咳嗽时会加重，所以宝宝不肯吃奶。有的时候会有听力下降，甚至耳朵有液体流出来（鼓膜穿孔后），那就一定要去医院了。没有感冒症状的孩子出现发热，也要注意是否为中耳炎。

◆中耳炎会反复得吗

耳朵是儿童较容易发炎的一个部位。中耳炎容易反复发作，主要是由于鼓膜穿孔后，外耳道与中耳直接相通，不注意时宝宝洗头的污水，喂奶时的奶汁，呕吐的胃内容物或是伤风感冒时病原菌很容易进入中耳，造成中耳化脓，逐渐转变为慢性化脓性中耳炎反复发作。

预防中耳炎的主要方法：

（1）给婴儿哺乳时，母亲应取坐位，婴儿取半卧位，同时要特别注意预防奶汁进耳朵。发现奶汁流入耳朵应及时擦干。

(2)宝宝患感冒时应及时治疗。鼻涕多时应及时排出。擤鼻涕时手不要同时捏两侧鼻翼,而应只将一侧鼻翼捏紧擤鼻涕。

(3)给宝宝洗头、洗澡时要用手或耳塞将耳道堵住,以防脏水进入耳内。若发生脏水流入耳朵应在洗澡后及时用棉签拭干。

◆得了中耳炎的宝宝,听力会受影响吗

中耳炎必须及时治疗,延误了可能会影响到孩子的听力。有一种分泌性中耳炎,不流脓,耳不痛,却可以导致孩子早期听力损害。较大的孩子可能会告诉家长,耳朵闷,有嗡嗡声,感觉听力轻微下降。一些孩子自己不会说这些症状,而把电视的音量调高。由于听不清别人跟他说话,会注意力不集中。一些婴幼儿对周围的声音反应迟钝,如没有将头转向声源、语言发育延迟等。大多数在3个月内会恢复。但是转为慢性后会造成听力进一步下降。爸爸妈妈应该对孩子进行严密的观察,定期去医院复查。

◆家长应该怎样护理中耳炎的宝宝

(1)得病的宝宝应当安静休息,减少活动,小宝宝要尽量减少搬动,以减轻对耳朵的震痛。如果出现耳朵流水,应当将这一侧的耳朵朝下侧卧,便于脓液流出来。

(2)饮食注意:吃奶的宝宝要适当增加喝水量。大孩子要吃清淡易消化的流质或者半流质食物。避免反复咀嚼食物带来的耳痛。

(3)按时按量服药:应当遵照医生嘱托用药。不要卧位给孩子喂奶,喂奶后将小儿抱起,轻拍后背,

以便胃内空气排出，防止溢奶后奶汁流入耳道。

44. 新生儿脐炎

◆宝宝的肚脐为什么流脓了

宝宝出生 6 天了，头一次当父母的爸爸妈妈每天精心护理，生怕有点闪失。可是还是发现了问题。爸爸给宝宝洗澡时，发现肚脐周围的皮肤怎么红红的，从没掉的脐带下面还流出了黄黄的浓浓的液体。所以，赶紧带宝宝去了医院。

◆什么样的脐带要带宝宝看医生

新生宝宝脐部经过结扎处理后，约在 7 天脱落。爸爸妈妈在每天护理肚脐时要注意观察脐带有无潮湿、渗液或脐带根部有白色脓性分泌物；脐带残端脱落后，注意观察脐窝内有无樱红色的小肉芽增生；如果脐部反复渗液或渗血，要注意脐部的特殊情况，如脐茸、脐瘘或脐部蜂窝织炎等；脐带残端长时间不脱落等情况均需带宝宝去医院检查，需要医生给予建议或相应的处理。

◆如何护理宝宝的肚脐才能避免得脐炎

进行婴儿脐部护理时，应先洗手，注意婴儿腹部保暖。脐带干燥后就要把外面包裹的纱布去除，否则影响干燥，还会造成感染。包尿布时应围在脐带的下方，避免大小便污染，孩子哭闹时要检查尿布及时更换。洗澡时，注意不要洗湿脐部，洗澡完毕，用消毒干棉棒吸干脐窝内水分，并用 75%酒精消毒，从脐的根部由内向外环形彻底清洗消毒，保持局部干燥，不能只消毒表面。不宜捆扎婴儿，因为捆扎太紧皮肤易受污染使脐带发炎，甚至化脓。夏天新生儿易出汗，所以衣服应尽量减少，以防止汗水渗湿。如果脐带尚未完全脱落，爸爸妈妈没有护理经验的，暂时不要让宝宝盆浴。

◆应该怎样护理得了脐炎的宝宝

宝宝得了脐炎，爸爸妈妈在家中的护理一定要认真仔细。首先，要带宝宝去看医生。医生会根据宝宝的情况给予治疗指导。感染较轻的，会交代爸爸妈妈一定保持脐带残端的清洁、干燥，可用消毒棉棒蘸75%酒精清除肚脐的分泌物。如果感染严重的，会在局部用药的同时，加上口服消炎的药物。如果在医院，医生给肚脐做了处理，一定要注意包扎脐带的纱布，不可松散和移位，如果被大小便污染，要及时更换。一旦宝宝出现发热，精神不好，一定要带宝宝再次就诊，因为脐部的感染可以造成细菌由此进入血液，出现全身感染败血症的可能。

45. 新生儿肺炎

◆宝宝呛奶、吐沫是怎么回事

几天前，妈妈发现小胖一吃奶就呛，嘴里还时不常吐沫沫，原本好动的孩子也变得安静了，她赶紧带着孩子来到医院检查。医生询问最近几日家里来看宝宝的人较多，给小胖检查后，照了一张胸片，结果发现原来小胖得了肺炎。

新生儿肺炎分为两类：①吸入性肺炎。是由胎儿在子宫内，或分娩过程中吸入羊水、胎粪或产道分泌物，或出生后吸入乳汁等引起，并常继发感染。②感染性肺炎。由于在母体内的产前感染及分娩过程中或产后感染出现的肺部炎症。

◆为什么这么点儿的孩子就会得肺炎

由于新生宝宝呼吸道的抵抗力弱，很容易受到病原菌的侵犯。宝宝气管相对较短、呼吸道内干燥，其中清除细菌、尘埃的纤毛能力差，细菌进入后容易下行入肺。另外，宝宝的大脑对呼吸中枢的调节功能还不成熟，吞咽动作不协调，会导致乳汁等吸入肺内。引起吸入性肺炎。同时新生宝宝肺组织分化不够完善，肺泡数量少，肺血管相对地丰富，很容易充血，发生炎症。

◆新生儿肺炎有什么表现

新生儿肺炎与大孩子肺炎在表现上不完全一样，一般很少有咳嗽，多数体温正常。有时就是鼻塞，也会像小螃蟹一样嘴里吐泡沫。口周会有些发绀、口吐泡沫、吃奶量和次数有所减少，吃奶时还会伴有呛奶、呛咳，严重时可出现拒绝吃奶。仔细观察，会发现孩子的呼吸加快，甚至可以出现呼吸困难。宝宝得肺炎的时间不同，表现也不完全相同。由产前因素感染的肺炎一般在生后 3～7 天内出现症状，但是不典型，包括拒乳、反应不好、面色差，多无咳嗽。医生检查时肺里并不都能听到啰音。

出生后由外界因素感染的各种肺炎发病较晚，可出现鼻塞、咳嗽、呼吸快，可伴有发热，也可体温正常，早产儿可能体温不升。医生检查时肺里可听到啰音。经胸部 X 线检查可发现有炎症改变。

◆宝宝得了肺炎，爸爸妈妈应该怎样应对

宝宝得了肺炎，家庭护理很重要，这关系到宝宝是否能很快恢复痊愈。俗话说："三分治，七分养"就是这个道理。

(1)要注意观察宝宝的体温变化、精神状态、呼吸情况。如果出现发热，要随时去医院。因为对于新生儿发热，除外由于穿着过多引起的，多是感染加重的表现。太闷太热对肺炎患儿都非常不利，可使咳嗽加重，痰液变稠，呼吸更为困难。

(2)保持室内空气新鲜，每天通风换气及保持室内湿度适宜，天气干燥时可以应用加湿器。另外，通风换气时可以把宝宝抱入其他房间，换气后再抱回。减少再次着凉引起病情加重。

(3)新生宝宝得了肺炎由于鼻塞、呼吸不畅往往不愿意吃奶，可以分多次少量喂养。喂奶时一定注意要慢，如果宝宝鼻塞严重，要喂几口让宝宝休息一会，否则会引起呛奶，加重肺炎。喂养困难时，可以换用小勺，以减少呛奶的机会。

(4)可适当喂水，这样可以湿润咽喉部，使痰液变稀，利于排出。注意宝宝鼻腔内有无干痂，可用棉棒蘸水后轻轻取出，以保持呼吸道通畅。

(5)在喂奶后及平时可以自下而上地轻拍宝宝的后背，以利于肺部的痰液上行排出。

◆得了肺炎的宝宝是不是以后总会得肺炎

得了肺炎的宝宝，只要治疗护理得当是不会反复感染的。除非存在先天免疫功能异常。平时注意预防交叉感染，避免接触患病人群。喂养时注意防

止呛奶误吸。刚治愈的宝宝更应该注意，因为机体尚未完全恢复，更易受到再次感染。如果反复感染，一定要请医生指导检查治疗护理。

◆怎样才能预防宝宝得肺炎

首先妈妈要注意怀孕期间及产后的保健，如果有感染症状，一定及时诊治，防止传染给宝宝。保持居室空气流通、新鲜。新生宝宝抵抗力弱，尽量减少家中来探视的人员，避免与呼吸道感染病人接触。同时，如果家中有感冒的人，一定注意不要与宝宝接触或同处一室。

46. 鹅口疮

◆宝宝嘴里白白的奶块似的东西是什么

奇奇 3 个月了，这两天给他喂奶总是哭个不停，不愿意吃奶。细心的妈妈发现奇奇的口腔两侧上有一些白色的斑块，看着跟奶块粘在口腔里一样，妈妈轻轻地用棉签去刮，结果没有刮下来，奇奇反而哭得更厉害了，妈妈赶紧带他去医院。医生告诉妈妈，这是鹅口疮。

◆宝宝为什么会得鹅口疮

鹅口疮是一种叫白色念珠菌的真菌感染。这种白色念珠菌通常寄生在人体的皮肤、肠道，以及阴道中，如果准妈妈孕前有白色念珠菌阴道炎，那么经过产道出生的新生儿，接触到妈妈阴道附近的念珠菌就会造成感染。潮湿环境下很容易生长真菌，由于奶具消毒不严，妈妈乳头不洁或喂养者的手指伸入宝宝口腔内都可导致宝宝感染。妈妈的内衣、手部触摸、毛巾等都会是造成妈妈乳头不洁的根源。而用手指触摸宝宝的口腔，则会将致病菌直接带入宝宝口腔。

◆爸爸妈妈怎样应对鹅口疮

鹅口疮比较容易治疗，局部用药：可用制霉菌素研成末与鱼肝油滴剂调匀，涂搽在创面上，每 4 小时用药一次。也可以用家中的香油烧沸后晾凉调制霉菌素末进行涂抹。

◆如何预防鹅口疮

对宝宝的用品进行清洁消毒：如玩具、毛巾、奶瓶、奶嘴、尿布……这些和宝宝时刻亲密接触的物品，如果没有做到及时的清洁和消毒，就有可能成为病菌的传播源。宝宝的口腔清洁：宝宝喝完奶后，须做口腔清洁的工作。否则存留在宝宝口腔内的奶汁也会因时间长变质导致病菌滋生。妈妈如果有白色念珠菌阴道炎要进行治疗。哺乳之前，要用消毒毛巾对乳房进行擦拭。

47. 新生儿腹泻

◆宝宝怎么会拉肚子呢

腹泻，俗称拉肚子。宝宝腹泻多是由于饮食不当或肠道内、外感染引起的一种消化道功能紊乱，导致肠蠕动加快，排便次数及排便的性质发生改变，如水分增加、颜色变成绿色或气味酸臭。一般在 2 岁以下的小宝宝容易出现。看着宝宝拉肚子，小脸也瘦了，爸爸妈妈都很心疼，到底该如何处理呢？

◆家有腹泻宝宝，爸爸妈妈应该注意观察什么

引起腹泻的原因有很多，简单的一个便常规检查就可大致分清腹泻是感染因素或非感染因素。爸爸妈妈应注意观察体温，感染性腹泻会出现发热。观察宝宝的精神状态，如果还像往常一样玩耍，一般问题不大。如果出现精神萎靡、嗜睡等与平时不一样的表现，就要及时就诊。观察大便形状与次数，注意观察并记录宝宝呕吐物及腹泻物的性质和数量，以及排尿的时间和尿量。如果排便量大，失水多，就可能出现脱水症状，需要就诊并补液治疗。如果是非感染因素，爸爸妈妈处理起来相对比较容易。只需注意减少喂奶量和延长喂奶间隔时间。同时，暂给稀释奶、米汤等易消化食物，等好转后再逐渐增加奶量。当然，还要勤换尿布，勤洗小屁屁，以预防出现尿道感染和尿布性皮炎。

◆什么样的腹泻必须去看医生

如果拉肚子的宝宝出现精神反应不好，总想睡觉，或烦躁不安、哭闹，排便中有血丝或黏液；排便次数过多，饮食量明显少于排便量；哭时没有眼泪，囟门凹陷，皮肤及嘴唇干燥，4 小时一直未排尿等表现时就需要爸爸妈妈赶快带宝宝去医院就诊。

◆宝宝拉肚子时吃什么合适

吃母乳的宝宝可以想吃就吃，没有过多禁忌；如果吃奶粉的宝宝可以换成腹泻专用奶粉。如果宝宝不吃，就只能选择暂时给宝宝吃稀释的配方奶、米汤

等易消化食物，等好转后再逐渐增加奶量。可以根据宝宝的病程和消化情况由少到多的添加水和奶粉的分量。根据宝宝腹泻情况酌情请医生开口服补液盐进行补液。

◆如何预防宝宝腹泻

预防宝宝腹泻，首先要注意饮食卫生：配方奶应该现配现喝，不要配好了放置太长时间，以致细菌滋生；宝宝餐具也必须注意消毒。奶具每日应煮沸消毒一次，每次用完后要洗净，再用时要沸水烫一下。不要用不洁净的手去摸，在奶嘴不通时，大人切勿用嘴去吸通后给孩子吃，以防病从口入。最好母乳喂养：特别是生后最初数月内应以母乳喂养为主。因母乳最适合婴儿的营养需要和消化。母乳不足可采取混合喂养及人工喂养，应注意饮食调配，生后 4 月开始添加辅食。食欲缺乏时，不宜强制进食。避免交叉感染，防止接触感染性腹泻的宝宝。平时应加强户外活动，提高对自然环境的适应能力，注意小儿体格锻炼，增强体质，提高机体抵抗力，避免感染各种疾病。

◆新生儿腹泻能服庆大霉素吗

腹泻首先要区分是感染性腹泻还是非感染腹泻，但不管何种原因都应该遵照医生的医嘱治疗。即使是细菌感染也不能使用庆大霉素。庆大霉素为氨基糖苷类抗生素，其不良反应会造成内耳前庭感觉器和耳蜗听觉感受器（螺旋器）直接损害，这种药物中毒性耳聋和聋哑症在临床中并不少见。3 岁以下的婴幼儿使用庆大霉素，尤其是新生儿阶段引起药物性耳聋可能性较大。婴幼儿肾脏的排泄功能发育不完全，因而应用耳毒性抗生素剂量越大，时间越长，越容易导致药物蓄积而发生听神经中毒。另外，个别由于家族遗传性和个体易感性，即使很小剂量也可引起药物性耳聋。

48. 新生儿脓疱疹

◆宝宝脸上怎么出了好多带白点的疹子

壮壮的出生给全家带来了巨大的欢喜。也许是夏天出生的原因，小家伙出汗很多，身上总是潮乎乎的。没几天，奶奶就发现壮壮身上出了好多小红点。开始以为是痱子，没在意。可是第二天就变成了上面有白头、黄疱的疹子。不但疹子大了，壮壮还发热了。这是怎么回事呢？家里人赶紧带孩子去医院请医生诊治。经检查证实，这就是医学上所说的新生儿脓疱疹。

◆宝宝得了脓疱疹，爸爸妈妈需要注意什么

得了脓疱疹的宝宝，爸爸妈妈需要注意观察孩子的疹子情况，一般脓疱的皮薄，大小不等，周围不红，略凸出，疱液开始是黄色透明，感染后会变浑浊，破了会结一层黄色的痂，痂皮脱落后不留痕迹。多数宝宝没有其他症状。如果孩子出现有发热、吃奶不好、皮肤黄染加重时要去看医生。

◆什么情况下容易得脓疱疹

脓疱疹是一种新生儿常见的化脓性皮肤病，多发生在头部、脸部、尿布包着的部位和皮肤皱褶的地

方，如脖子下方、胳肢窝下、大腿根等处，也可发展到全身。在天气炎热的夏天或包得太多及皮肤出汗多时更容易发生。由于新生儿的皮肤细嫩，分泌旺盛，细菌容易堆积在皮肤表面；而且皮肤的防御功能也比较低，当皮肤损伤时，就容易得病。一般感染的病原多来自不洁净的手，或者婴儿使用了被细菌污染的衣服、尿布和包被等。在与有皮肤感染的成年人接触后或当母亲患有乳腺炎时孩子发病也会增多。

◆得了脓疱疹怎么办

疱疹不多，没有发热的孩子，可用75%酒精消毒小脓疱和周围的皮肤，然后用酒精棉签将脓疱擦破或用消毒针头挑破，使脓液排出，创面应该暴露、干燥，并用酒精消毒。脓疱特别多，并伴有发热、孩子精神不好、不愿意吃奶时应该去医院请医生诊治。

◆怎么预防新生儿脓疱疹

脓疱疹的预防包括以下三个方面：

(1)保持孩子皮肤清洁，每天洗澡，炎热的夏天可以每天洗2～3次。衣着要适宜，不要让新生儿出汗过多。

(2)新生儿皮肤薄嫩，易感染。所以应该避免与有皮肤感染的人接触，在接触孩子前要认真洗手。防止把病菌带给孩子。

(3)保护孩子的皮肤不受伤，一定要用柔软的衣服、尿布和被褥，防止刮伤宝宝皮肤。同时护理宝宝时动作要轻柔。仔细给宝宝剪指甲以免指甲过长抓伤自己。

49. 新生儿乳腺炎

◆新生儿宝宝挤乳房后为什么发热了

新出生的宝宝活泼可爱，但最近妈妈比较紧张，原来孩子的两个乳房越来越大，并且还有乳汁流出。挤了挤乳房，乳汁流的更多了。再使劲挤，反而出血了。这两天看，乳房变得又红又肿，孩子还发热了。这是不是乳腺炎呢？是妈妈给挤坏的吗？

◆宝宝为什么会出现乳房肿大

新生宝宝不论男女，在出生3～5天内都可能出现乳房增大，并会有黄色乳汁流出。这属于正常现象，是由于受母体内激素水平的影响，出生前后激素水平变化较大而致。一般情况下，乳房增大在出生后8～10天最明显，2～3周后会逐渐消失。

◆给新生儿挤乳房有什么坏处

擅自给宝宝挤乳房会造成很多弊端。一是家长的手不干净，会带有许多细菌，污染宝宝的乳房。而且容易把乳头挤破，细菌趁机进到宝宝的乳腺内引起感染化脓，甚至会出现更严重的感染，威胁到孩子的性命。二是用劲给孩子挤乳房，使乳腺受到强大压力，将来青春期影响胸部发育。三是挤破的伤口愈合后，会形成瘢痕，可使乳头退缩，对于女孩，将来乳腺分泌乳汁及哺乳都可能受影响。

◆得了乳腺炎的宝宝会有什么表现

细心的妈妈会发现宝宝哭闹烦躁、发热、吃奶不好，给宝宝洗澡或换衣服时，会看见乳房红肿（一侧或两侧),或原来肿胀的乳房皮肤颜色发红并且触摸时发热或宝宝哭闹。过3～5天后,肿胀的乳房可以出现中心变软,说明已经有脓液产生聚集。也有部分宝宝,红肿范围比较大,全身发热,孩子反应不好,不吃也不动,这就可能并发败血症了,化脓表现反而不明显。

◆宝宝得了乳腺炎,父母应该怎么办

新生儿得了乳腺炎,应及时带宝宝看医生,积极治疗。一般医生会应用药物治疗,同时家长在家也可用热毛巾轻敷局部,但要注意不要烫到宝宝。也可以用中药如意金黄散外敷。应在医生指导下使用抗感染药物,不能想当然,盲目选择使用。要注意观察宝宝的体温和精神情况,炎症较重可能引起全身感染,出现败血症,必须及时就医。

50. 新生儿马牙

◆挑马牙后宝宝为什么不吃奶了

乐乐刚出生几天就会笑,但是奶奶发现乐乐的牙床上有小白点,好像刚萌出的牙齿。奶奶说这是马牙,应该用针挑破。大家都非常尊重奶奶的育儿经验,于是挑破了牙床,小家伙痛得直哭。马牙倒是没了,结果没两天乐乐不吃奶了,而且还发热。

◆什么是俗称的马牙

宝宝出生3～5天后,口腔内的牙床上或上牙膛中间或两旁有像小米粒大小的白色颗粒,看起来像刚刚萌出的牙齿,所以人们把这种现象俗称为“马牙”或“板牙”。在医学上被叫做上皮珠。之所以出现“马牙”，是由于在妈妈肚子里时发育的牙板未完全吸收造成的，属于正常现象，一般 2～3 个月后会自然消失。挑破它的话，会出现感染的可能。

◆新生宝宝长马牙会影响吃奶吗

马牙不会影响婴儿吃奶和乳牙的发育，一般2～3 个月后会逐渐消失。有的宝宝会觉得痒，但是并不影响食欲。有的宝宝因营养不良，马牙不能及时脱落，这也没大事，不需要医治更不能擦破。

◆新生宝宝如何护理口腔

新生宝宝的口腔护理需要注意很多，细心的妈妈会定期用纱布给孩子擦拭口腔，但是宝宝的口腔黏膜非常脆弱、娇嫩，一定注意要动作轻柔。如果做不好，可以在宝宝吃奶后再喝些白开水，因为宝宝口腔内没有牙齿，其他特殊的护理就不必做。否则，造成宝宝口腔破损，引起口腔感染，就会得不偿失。

◆挑马牙宝宝发热了怎么办

如果像乐乐一样，挑完马牙发热还不吃奶，一定要带宝宝去医院看医生。因为宝宝的身体防御能力很弱，一个小小的破口，可能会造成细菌长驱直入，进入血液引起全身感染，出现医生所说的败血症。这时危险性很大，所以千万不要大意。